天津市科普重点项目资助

《中国居民膳食指南（2016）》科普宣传图书

居民膳食营养摄入选量

系列图谱（上）

膳食摄入控量图谱

常改　陈慧　主编

U0229234

天津出版传媒集团

天津科学技术出版社

图书在版编目（CIP）数据

居民膳食营养摄入选量系列图谱 ：全 3 册 / 常改，
陈慧主编． -- 天津 ：天津科学技术出版社，2018.12

ISBN 978-7-5576-5857-1

Ⅰ．①居… Ⅱ．①常… ②陈… Ⅲ．①膳食营养—图
解 Ⅳ．① R151.4-64

中国版本图书馆 CIP 数据核字（2019）第 005444 号

居民膳食营养摄入选量系列图谱
JUMIN SHANSHI YINGYANG SHERU XUANLIANG XILIE TUPU
责任编辑：王朝闻

出　　版：	天津出版传媒集团
	天津科学技术出版社
地　　址：	天津市西康路 35 号
邮　　编：	300051
电　　话：	（022）23332399
网　　址：	www.tjkjcbs.com.cn
发　　行：	新华书店经销
印　　刷：	天津印艺通制版印刷有限责任公司

开本 710×1000　16 开　印张 26　字数 260 000
2018 年 12 月第 1 版第 1 次印刷
定价：85.00 元（全 3 册）

前　言

中国疾病预防控制中心的成人慢性病与营养健康监测显示，膳食不平衡是引发高血压、糖尿病、高脂血症、肥胖症等慢性病的重要因素之一，其对居民健康的负面影响日益增大。而合理膳食、均衡营养是预防慢性病最容易干预和自我控制的主要手段。为此中国营养学会组织专家通过大量的科学研究，根据我国居民饮食特点编制了《中国居民膳食指南》，以帮助居民合理选择食物、改善营养状况、预防慢性病发生。进行膳食营养干预和膳食自我控制的关键是膳食的评估和调整。但在日常生活中，膳食摄入的估量对大众百姓而言，却是个难点。

为了帮助普通百姓更深入地理解和运用《中国居民膳食指南》，促进合理膳食，我们以《中国居民膳食指南》推荐的平衡膳食概念、食物品种、摄入量和《中国食物成分表》提供的食物营养成分以及部分市场采购食物的实测数据和专业烹饪人士提供的行业经验数据为依据，用形象化的图片和科普化的注释，编辑了这套以普通百姓为阅读对象的科普版"居民膳食营养摄入选量系列图谱"。

本书共分三册。

上册《膳食摄入控量图谱》（基本食物篇——合理膳食，均衡营养）选编了日常生活中的346种常用食物，直接标出了食物估量的相关数值，让读者一看到某种具体食物，就可以根据图片及注释知道该食物的重量、可食入量、提供的能量和体现该食物特点的突出营养成分含量，从而方便地估算出自己全天的食物摄入情况。

中册《油、盐摄入控量图谱》（控油控盐篇——低盐少油，助力健康）主要针对目前人们油、盐摄入量较高问题，选择了高油脂（包括反式脂肪酸）和高盐的96种食物，用消耗掉该食物能量需要行走的步数和折合成2克盐勺的数量，形象地展现食物能量和含盐量，以提示读者关注，减少摄入；最后还编创了"适量饮酒"图谱24张，为饮酒人群提供参考。

下册《糖、饮水摄入控量图谱》（控糖饮水篇——小心"隐形"糖，每天足量水）在控糖内容中选编了80种人们最容易忽视的含糖饮料与高糖食物，将含糖量折算成方糖块数，直观地警示读者注意控糖。在饮水相关内容中，展示了40种不同容器的盛水量，方便读者对照衡量自己的饮水量。

为便于读者更好地学习掌握自我膳食评估方法，本书对于一些营养专业术语、食物推荐摄入标准、食物数据计算方式、食物类别特点介绍等相关内容以【知识驿站】板块编入每一册中，并采用了图片、图表等配合文字解释的形式展现，旨在使本书尽可能科普化的同时提高读者的阅读乐趣。

为方便计算和使用，适应大众日常使用习惯，书中能量单位统一使用卡路里，简称卡，缩写为 cal，其定义为在 1 个标准大气压下，将 1 克水提升 1 摄氏度所需要的热量（营养学中常以 15 摄氏度提升至 16 摄氏度计算）。本单位在计算食物热量时被广泛使用。

卡路里、大卡、千焦、焦耳等单位换算方式如下：

1 大卡 =1 千卡 =1000 卡路里（卡）

1 千焦 =1000 焦耳 =0.239 kcal

1 千卡（kcal）=4.184 千焦（kJ）

1 卡（cal）= 4.184 焦耳（J）

本书是为广大民众提供的自我估量膳食的简便工具，目的是传播平衡膳食理念，让普通百姓学会自行控制食物摄入和合理搭配，减少因膳食摄入不平衡引发的慢性病，从而促进居民健康水平的提高。本书也可以作为专业健康管理服务人员在宣传推广平衡膳食理念时的辅助工具。

在健康中国成为国策的今天，希望本书能够为传播《中国居民膳食指南》核心内容，为普及膳食营养知识、促进百姓合理饮食，为健康管理人员开展各类人群膳食指导、营养干预等起到有益的作用，也为改善居民膳食结构、促进居民健康、减少和预防慢性病的发生做出一份贡献。

编者名单

主　编：

    常　改　天津市疾病预防控制中心

    陈　慧　天津力惠隆科技有限公司

副主编：

    李　静　天津市疾病预防控制中心

    潘　怡　天津市疾病预防控制中心

    郑文龙　天津市疾病预防控制中心

    辛　鹏　天津市疾病预防控制中心

    王子兵　潍坊市人民医院

编　委：

    郭　皓　天津力惠隆科技有限公司

    朱传芳　天津市疾病预防控制中心

    王文娟　天津市疾病预防控制中心

李昌昆　天津市疾病预防控制中心

范莉莉　天津市疾病预防控制中心

美　工：

王京跃　天津力惠隆科技有限公司

摄　影：

王金龙　天津力惠隆科技有限公司

目　录

本 册 编 写 说 明

　　本册图谱共选编了百余种常见食物，按《中国居民平衡膳食宝塔（2016）》列出的五层食物，另加混合食物分类进行编辑。

　　每一层食物图谱前的"知识驿站"均有与本层食物相关的营养知识介绍和《中国居民膳食指南（2016）》的重点推荐内容提示，每张图谱的标注包括以下几项内容：食物重量、可食部重量或可食部生重量、图示食物量可产生的能量，以及3个该食物主要含有的营养素含量。

　　图谱中的选量尽量以每种食物每人每天推荐的可食部生重下限摄入量展示，如：畜禽肉按40~50克，豆类按折合大豆15克，坚果按折合可食量10克等。不能以下限摄入量展示的，以食物的最小单位量做展示，如：水果、蛋类、部分蔬菜等按1个展示。对于不便于分割的食物，如鱼类、带骨的肉禽类按整条或整块加文字注释做图片展示。对于随机称重的食物尽量选用比较容易识别的重量展示。如谷物、杂豆均选用50克，蔬菜选用一把或一块。对不能分包装的食物则采用最小量具，如：油用小碗或调羹，盐用盐勺等。对含有不同层食物的混合食物，如饺子、包子、三明治、盒饭、套餐等按食物成分对应的层分层标注含量，如：茴香猪肉饺子按所含谷物、猪肉、蔬菜生重量分别标注，以便读者按各层归类。读者在使用本图谱时，可以根据图谱展示的量结合自己的每天应摄入量进行适当调整，可以快速判定自己的饮食是否合理。

除食物图谱的标注外，本书还在知识驿站中对一些营养专业知识及不同人群的摄入量和对应食物量提供了插图和附表，是读者学习自我膳食评估知识和调整自己食物摄入量的重要资料，务请认真阅读。

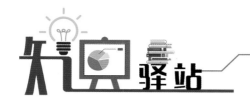

小贴士　食物的可食部

　　所有营养素的含量均以100克可食部食物来表达。因此所有食物，不论生熟，都要减去不可食用部分，剩余的即为食物的可食部。

　　食物的可食部会因储藏、加工处理的不同而有所变化，当读者认为食物实际可食部比例与表中数值有较大出入时，可采用自己测定的食物可食部比例来计算营养素含量。

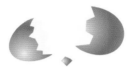

鸡蛋可食部为去壳后的蛋清和蛋黄部分

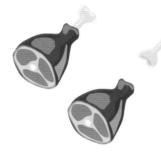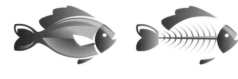

火腿可食部为去骨后的部分；鱼可食部为去掉骨和鳍的部分

香蕉可食部为去掉皮的部分；萝卜可食部为去掉根和叶的部分

本书标注的可食部是食物可食部分占食物的百分比，来源于《中国食物成分表》数据。

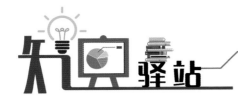

"吃"也是有学问的！
一起来了解下吧！

小贴士　食物的可食部生重

《中国居民膳食指南》中所有食物推荐摄入量均指的是食物的可食部生重。即所有食物不论加工方式怎样不同，都要在去掉不可食部分后按照能量、蛋白质等的实际含量折算成食物生重。如：主食要折算成面粉或大米；豆制品要折算成黄豆；奶制品要折算成鲜奶等，以便衡量食物摄入量。

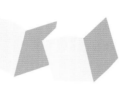
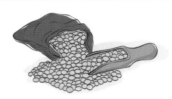

↑ 豆腐要折算成生黄豆

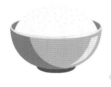

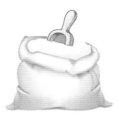

↑ 米饭要折算成大米；馒头要折算成面粉

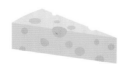
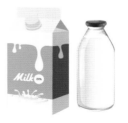

↑ 奶酪要折算成牛奶

　　市场上采购的薯类、水果、蔬菜、鱼类、肉类等生鲜产品，减去废弃部分（不可食用部分）即可直接计算可食部生重。

　　本书在后面每层食物中都分别列出了部分食物经折算后的可食部生重，供大家在食物选量中参考。

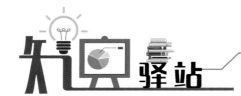

小贴士　　平衡膳食模式

平衡膳食模式由中国营养学会膳食指南修订专家组根据营养科学原理和《中国居民膳食营养素参考摄入量》所设计，是指一段时间内膳食组成中的食物种类、数量和比例可以最大限度地满足不同年龄、不同能量水平的健康人群的营养和健康需求的膳食模式。

合理膳食模式与人体健康的证据

项 目	与 健 康 的 关 系	可 信 等 级
合理膳食模式	可降低心血管疾病发病风险	B
	可降低高血压发病风险	B
	可降低结直肠癌发生风险	B
	可降低2型糖尿病发病风险	B

（A级：确信的证据；B级：很可能的证据；C级：可能的证据；D级：证据不足）

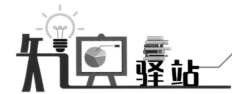

"吃" 也是有学问的！
一起来了解下吧！

小贴士　　实现平衡膳食的方法（第一步）

确定适合自己的能量水平并根据自己的能量水平确定食物需要。

1. 根据自己的性别、年龄、劳动强度等信息在附表1《中国居民膳食能量需要量》中选择，确定自己的能量需要水平。

2. 根据附表2《不同能量水平建议的食物摄入量》确定自己每天应摄入的食物种类和数量。

决定能量需求的要素：年龄、性别、劳动强度

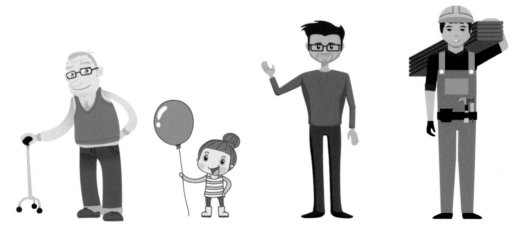

可以根据自己的身高、体重和季节进行适当调整。

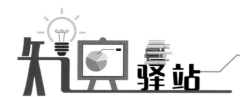
附表1 中国居民膳食能量需要量(千卡/天)

人 群	身体活动水平（轻）		身体活动水平（中）		身体活动水平（重）	
	男	女	男	女	男	女
0岁~	–	–	90 kcal／(kg·d)		–	–
0.5岁~	–	–	80 kcal／(kg·d)		–	–
1岁~	–	–	900	800	–	–
2岁~	–	–	1100	1000	–	–
3岁~	–	–	1250	1200	–	–
4岁~	–	–	1300	1250	–	–
5岁~	–	–	1400	1300	–	–
6岁~	1400	1250	1600	1450	1800	1650
7岁~	1500	1350	1700	1550	1900	1750
8岁~	1650	1450	1850	1700	2100	1900
9岁~	1750	1550	2000	1800	2250	2000
10岁~	1800	1650	2050	1900	2300	2150
11岁~	2050	1800	2350	2050	2600	2300
14岁~	2500	2000	2850	2300	3200	2550
18岁~	2250	1800	2600	2100	3000	2400
50岁~	2100	1750	2450	2050	2800	2350
65岁~	2050	1700	2350	1950	–	–
80岁~	1900	1500	2200	1750	–	–
孕妇（早）	–	+0	–	+0	–	+0
孕妇（中）	–	+300	–	+300	–	+300
孕妇（晚）	–	+450	–	+450	–	+450
母乳	–	+500	–	+500	–	+500

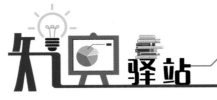
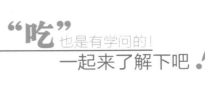

附表2 不同能量水平建议的食物摄入量（克/每天）

食物品种	1000千卡	1200千卡	1400千卡	1600千卡	1800千卡	2000千卡	2200千卡	2400千卡	2600千卡	2800千卡	3000千卡
谷类	85	100	150	200	225	250	275	300	350	375	400
全谷物及杂豆	适量		50~150								125
薯类	适量		50~100								125
蔬菜	200	250	300	300	400	450	450	500	500	500	600
深色蔬菜	占所有蔬菜的二分之一										
水果	150	150	150	200	200	300	300	350	350	400	400
畜禽肉	15	25	40	40	50	50	75	75	75	100	100
蛋	20	25	25	40	40	50	50	50	50	50	50
水产品	15	20	40	40	50	50	75	75	75	100	125
乳制品	500	500	350	300	300	300	300	300	300	300	300
大豆	5	10	15	15	15	15	25	25	25	25	25
牛奶	适量		10	10	10	10	10	10	10	10	10
烹调油	15~20	20~25		25	25	25	25	30	30	30	30
食盐	<2	<3	<4	<6	<6	<6	<6	<6	<6	<6	<6
水	1500~1700										

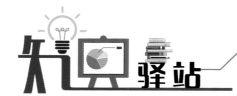

"吃"也是有学问的！
一起来了解下吧！

小贴士　　实现平衡膳食的方法(第二步)

进行食物多样化选择和合理搭配并长期坚持。

平衡膳食模式的重要特征是：食物多样，谷物为主。种类多样的膳食应由包括《中国居民膳食宝塔》列出的五大类：谷类（包含全谷物）和薯类，蔬菜水果类，畜禽肉、蛋、水产类，奶、大豆、坚果类，油、盐类。

摄 入 多 种 食 物 的 目 的	
获取平衡的营养	丰富饮食，满足口味享受
不同食物中营养成分的种类和数量不同，没有任何一种食物可以满足人体对40多种营养素的需要	多样食物同类互换，以粮换粮，以肉换肉，以菜换菜，以豆换豆。丰富一日三餐，避免每天食物重复，实现食物多样，享受不同色、香、味的美食
能否实现平衡膳食，就靠您根据国家提供的推荐标准进行智慧选择了！	

摄入重点提示

《中国居民膳食指南》重要提示：食物多样、谷物为主是平衡膳食模式的重要特征。而食物多样是实现平衡膳食的基本途径。

不同食物中营养成分的种类和数量不同，人体对各种营养素的需要量也不同，没有任何一种食物可以满足人体对40多种营养素的需要。因此，《中国居民平衡膳食宝塔》按五层分别列出了一般人群实现平衡膳食每天要摄入的食物种类及量，推荐平均每天摄入12种以上、每周摄入25种以上食物，以满足营养和健康的需要。建议摄入的具体食物种类为：

食物种类	平均每天种类数	每周至少种类数
谷类、薯类、杂豆类	3	5
蔬菜、水果类	4	10
畜、禽、鱼、蛋类	3	5
奶、大豆、坚果类	2	5
合计	12	25
备注：不包含油和调味品		

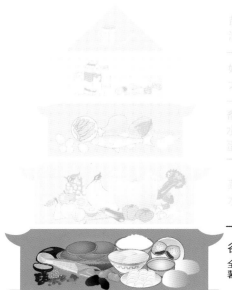

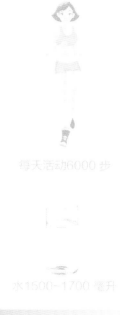

盐	<6克
油	25~30克
奶及奶制品	300克
大豆及坚果类	25~35克
畜禽肉	40~75克
水产品	40~75克
蛋类	40~50克
蔬菜类	300~500克
水果类	200~350克

每天活动6000步

谷薯类	250~400克
全谷物和杂豆	50~150克
薯类	50~100克

水1500~1700毫升

谷薯类

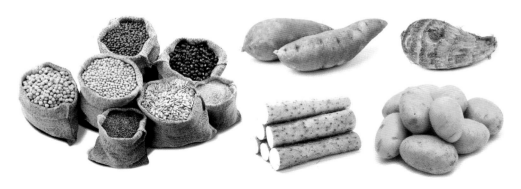

　　谷类食物是我国民众的传统主食，是人体能量最经济、最重要的来源。未精细化加工的全谷物含有谷类全部的天然营养成分，如膳食纤维、B族维生素和维生素E、矿物质、不饱和脂肪酸、植物甾醇素，以及植酸和酚类等植物化合物，谷类食物的过度精加工，会导致上述营养素损失。薯类是货真价实的低脂、高膳食纤维、高钾低钠食物，并富含纤维素和果胶等，可以促进肠道蠕动，预防便秘。薯类所含维生素C与根茎类蔬菜类似，红薯还是β-胡萝卜素的良好来源。

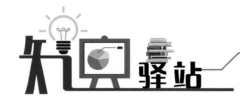

"吃"也是有学问的！一起来了解下吧！

小贴士　为什么要常吃谷薯类食物

　　谷类食物是我国民众的传统主食，是人体能量最经济、最重要的来源。也是B族维生素、矿物质和膳食纤维的重要食物来源。特别是未经精细化加工或虽经碾磨、粉碎、压片等加工处理，却仍保留了完整谷粒所具备的谷皮、糊粉层、胚乳、胚芽及其天然营养成分的全谷物，含有谷类物全部的天然营养成分。薯类是货真价实的低脂、高膳食纤维、高钾低钠食物。

谷薯类食物提供的主要营养素

谷薯类食物提供的主要营养素		
种　类	提供的营养素	主要谷类品种
	碳水化合物、蛋白质、膳食纤维、维生素B_1、维生素B_2。全谷物更加富含B族维生素、膳食纤维、铁和必需氨基酸	稻米、小麦、玉米、小米、大麦、青稞、高粱、薏米、燕麦、莜麦、荞麦、糜子等
	碳水化合物、钾、膳食纤维	马铃薯、红薯、山药、芋头等

　　薯类所含维生素C与根茎类蔬菜类似，红薯还是β-胡萝卜素的良好来源。

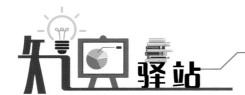

小贴士   全谷物营养高于精细谷物

未经精细化加工或虽经碾磨、粉碎、压片等加工处理，却仍保留了完整谷粒所具备的谷皮、糊粉层、胚乳、胚芽及其天然营养成分的谷物称为全谷物，含有谷类全部的天然营养成分，如膳食纤维、B族维生素和维生素E、矿物质、不饱和脂肪酸、植物甾醇素，以及植酸和酚类等植物化合物。谷类物的过度精加工，会导致上述营养素损失。

全谷物和精制谷物结构

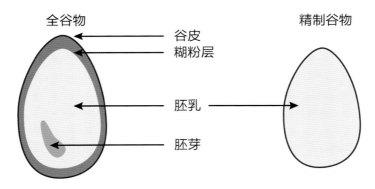

谷物脱去谷壳后，分为谷皮、糊粉层、胚乳和胚芽四部分，其营养成分不尽相同。谷皮（糠）主要由膳食纤维、B族维生素、矿物质和植物化学物组成；糊粉层（外胚层）含有较多蛋白质、脂肪、丰富的B族维生素及矿物质；胚乳的主要成分是淀粉和少量蛋白质；胚芽含有脂肪、多不饱和脂肪酸、维生素E、B族维生素和矿物质等。玉米、小米籽粒中还含有类胡萝卜素。谷物种类繁多，不同的谷物营养略有差别。

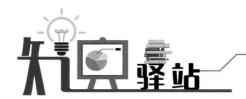

"吃"也是有学问的！一起来了解下吧！

精细谷物与全谷物营养成分（每100克可食部）

食　物	蛋白质（克）	维生素B₁（毫克）	维生素B₂（毫克）	烟酸（毫克）	维生素E（毫克）	铁（毫克）	锌（毫克）	膳食纤维（克）
精制大米	7.3	0.08	0.04	1.1	0.2	0.9	1.07	0.4
精制小麦粉	13.3	0.09	0.04	1.01	Tr	Tr	0.94	0.3
全麦	13.2	0.5	0.16	4.96	0.71	3.6	2.6	10.7
糙米	7.9	0.4	0.09	5.09	0.59	1.47	2.02	3.5
燕麦	16.9	0.76	0.14	0.96	–	4.72	3.97	10.6
荞麦	9.3	0.28	0.16	2.2	0.9	6.2	3.6	6.5
玉米	8.5	0.07	0.04	0.8	0.98	0.4	0.08	5.5
小米	9	0.33	0.1	1.5	0.3	5.1	1.87	1.6
高粱	10.4	0.29	0.1	1.6	1.8	6.3	1.64	4.3
青稞麦仁	8.1	0.34	0.11	6.7	0.72	40.7	2.38	1.8
黑麦	9	0.37	1.7	1.7	1.15	4	2.9	14.8

全谷物、薯类摄入与人体健康的证据

食物类别	与健康的关系	可信等级
合理膳食模式	可降低2型糖尿病发病风险	B
	可降低心血管疾病发病风险	B
	可降低结直肠癌发生风险	B
	减少体重增加的风险	B
燕麦	改善血脂异常的作用	B
薯类	可降低便秘的发生风险	C

（A级：确信的证据；B级：很可能的证据；C级：可能的证据；D级：证据不足）

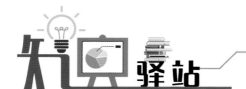

小贴士　谷类食物成品与生重估算参考

谷类食物成品按照与原料的能量比折算出的相当于50克大米或50克面粉的谷类食物。

食 物 名 称	相 当 于 食 物 重 量
大米或面粉	50 克
挂面	50 克
切面	60 克
米饭	粳米 110 克
米粥	375 克
馒头	80 克
花卷	80 克
烙饼	70 克
烧饼	60 克
油条	45 克
面包	55 克
饼干	40 克

据此您可以在摄入食物时，大致估算出谷类食物的生重。

15

摄入重点提示

《中国居民膳食指南》重点推荐：食物多样，谷类为主。谷类食物是我国民众的传统主食，是人体能量最经济、最重要的来源，也是B族维生素、矿物质和膳食纤维的重要食物来源。谷类摄入减少，动物性食物和油脂摄入量增加，会导致能量摄入过剩。

保持每天适量谷类食物摄入，尤其是增加全谷物和薯类，减少高能量、高脂肪食物摄入，掌握好谷物、杂豆、薯类比例的搭配，如：谷薯类250~400克，其中全谷物和杂豆50~150克，薯类50~100克。

坚持谷物为主，不仅体现了我国传统膳食结构特点，也能满足平衡膳食模式中碳水化合物提供能量占总能量50%~65%的要求。

表 2010-2012 年中国不同地区居民食物摄入量（克 / 标准人日，以《中国居民膳食营养素参考摄入量》2000 版为标准折算）

	合计	城市小计	农村小计	大城市	中小城市	普通农村	贫困农村
米类	177.7	130.8	222.7	111.8	133.9	214.2	241.6
面类	142.8	134.7	150.4	136.4	134.4	143.8	165.1
其他谷类	16.8	15.9	17.6	19.0	15.4	15.3	22.8
薯类	35.8	28.4	42.8	29.7	28.2	33.6	63.2

注：标准人指 18 岁从事轻体力活动的成年男子，能量需要量为 2400kcal（《中国居民膳食营养素参考摄入量》2000 版）

表 2010-2012 年中国不同地区 18 岁及以上居民食物摄入频率的分布（%）

	频率	合计	城市小计	农村小计	大城市	中小城市	普通农村	贫困农村
米、面、杂粮	≥ 3 次 / 天	55.5	48.9	62.1	42.1	54.4	68.6	51.8
	2 次 / 天	33.8	36.3	31.3	41.7	32.0	24.8	41.7
	1 次 / 天	9.0	12.3	5.7	14.7	10.3	5.8	5.7
	< 1 次 / 天	1.6	2.5	0.9	1.3	3.3	0.9	0.9
薯类	≥ 1 次 / 天	9.9	6.0	13.8	5.4	6.4	7.9	23.2
	4~6 次 / 周	5.4	5.1	5.7	5.0	5.1	5.0	6.7
	1~3 次 / 周	38.6	44.4	32.8	50.2	39.7	33.6	31.7
	1 次 / 月 ~1 次 / 周 *	24.7	25.1	24.3	23.7	26.2	27.8	18.7
	< 1 次 / 月	21.4	19.5	23.4	15.7	22.5	25.7	19.7

注：* 不含 1 次 / 周

摘自《中国居民营养与健康状况监测》—2010-2013 年综合报告（北京大学医学出版社）

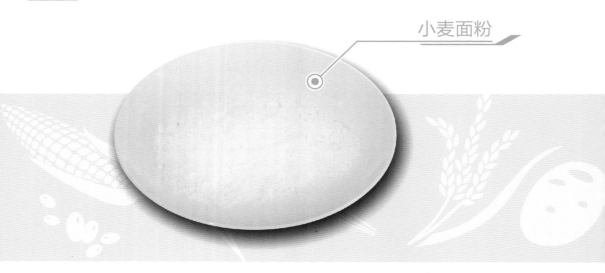

小麦面粉

重　　量：50 克　　　碳水化合物: 35.5 克
可食部分：100 %　　　膳食纤维：1.9 克
热　　量：177 千卡　　维生素B$_1$: 0.23 毫克

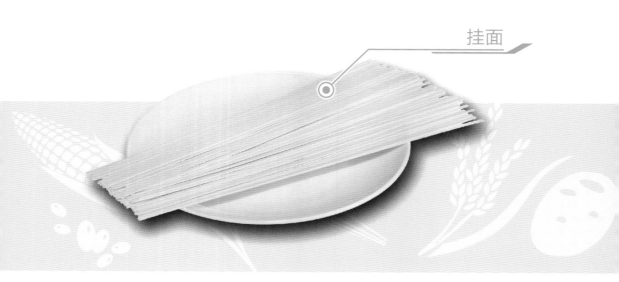

挂面

重　　量：50 克　　　碳水化合物: 37.8 克
可食部分：100 %　　　维生素B$_1$: 0.1 毫克
热　　量：174 千卡　　锰　　　：0.46 毫克

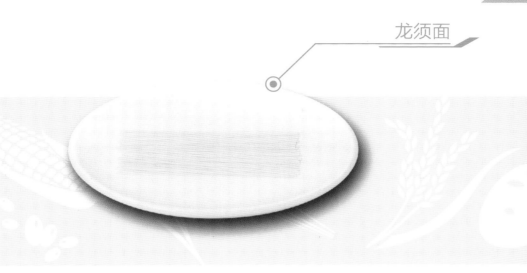

龙须面

重　　量：20 克　　　碳水化合物：15.1 克
可食部分：100 %　　　叶　　酸：1.78 微克
热　　量：71.2 千卡　　　钠　　　：49.96 毫克

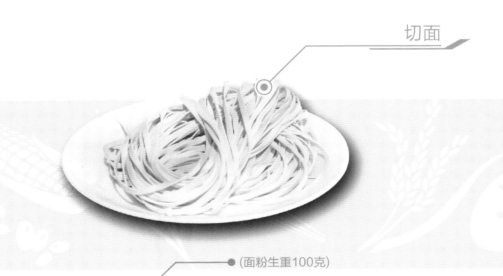

切面

(面粉生重100克)

重　　量：120 克　　　碳水化合物：72.8 克
可食部分：100 %　　　膳食纤维：2.9 克
热　　量：326.4 千卡　　　叶　　酸：27.96 微克

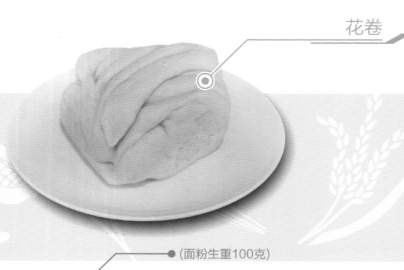

花卷

（面粉生重100克）

重　　量：170 克　　　碳水化合物: 77.5 克
可食部分：100 %　　　膳食纤维：2.6 克
热　　量：363.8 千卡　硒　　　：10.49 微克

烙饼

（面粉生重110克）

重　　量：160 克　　　碳水化合物: 84.6 克
可食部分：100 %　　　膳食纤维：3 克
热　　量：414.3 千卡　硒　　　：12 微克

油条

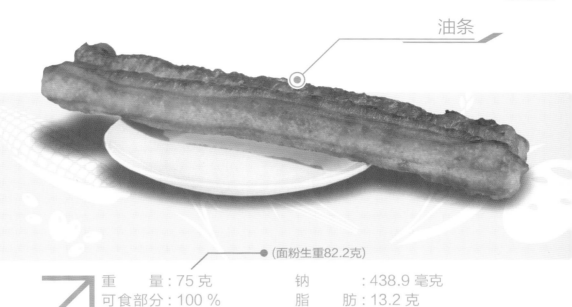

(面粉生重82.2克)

重　　量：75 克　　　　钠　　　　：438.9 毫克
可食部分：100 %　　　　脂　　肪：13.2 克
热　　量：291 千卡　　　碳水化合物：38.3 克

馒头

(面粉生重100克)

重　　量：160 克　　　　碳水化合物：81.4 克
可食部分：100 %　　　　膳食纤维：7 克
热　　量：361.6 千卡　　叶　　酸：13.92 微克

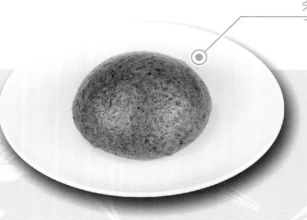

杂粮馒头

(小麦面粉生重60克；黑米面生重20克)

重　　　量：130 克　　　碳水化合物：59.4 克
可食部分：100 %　　　镁　　　　：48.6 毫克
热　　　量：285 千卡　　　维生素B$_1$：0.13 毫克

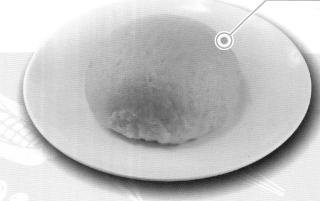

杂粮馒头

(面粉生重70克；玉米面生重25克)

重　　　量：150 克　　　碳水化合物：72 克
可食部分：100 %　　　维生素B$_6$：0.06 毫克
热　　　量：337 千卡　　　维生素B$_1$：0.09 毫克

烧饼

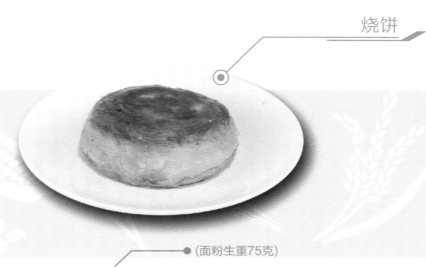

(面粉生重75克)

重　　量：90 克	叶　　酸：17.5 微克
可食部分：100 %	维生素B$_6$：0.05 毫克
热　　量：292 千卡	碳水化合物：53.2 克

银丝卷

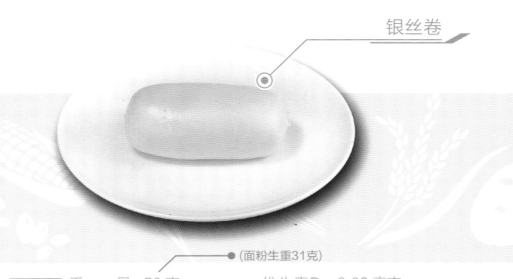

(面粉生重31克)

重　　量：50 克	维生素B$_6$：0.02 毫克
可食部分：100 %	碳水化合物：23.2 克
热　　量：121 千卡	叶　　酸：3.19 微克

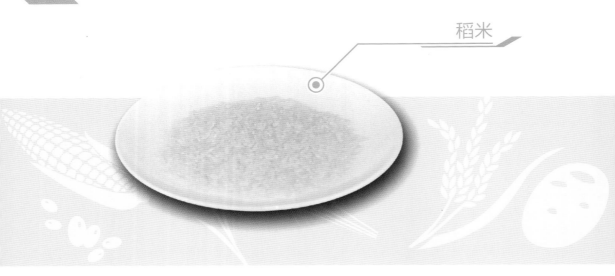

稻米

重　　量：50 克　　　碳水化合物: 39 克
可食部分：100 %　　　锰　　　　：0.65 毫克
热　　量：173.5 千卡　维生素B$_1$：0.06 毫克

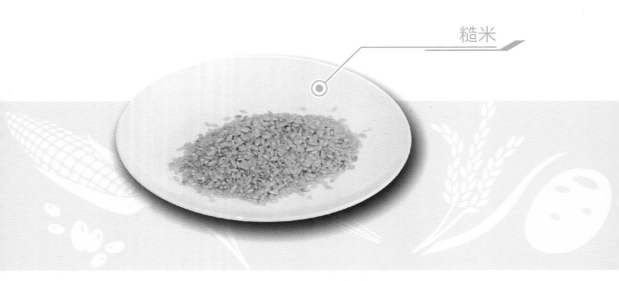

糙米

重　　量：50 克　　　碳水化合物: 39 克
可食部分：100 %　　　锰　　　　：0.7 毫克
热　　量：166 千卡　　膳食纤维：1.17 克

黑米

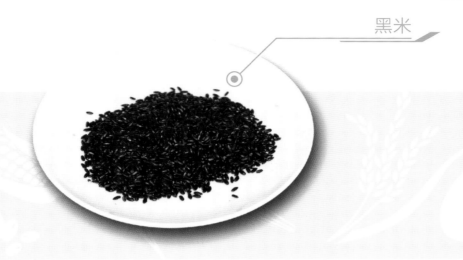

重　　量：50 克　　　维生素B₃：3.95 毫克
可食部分：100 %　　　镁　　　：73.5 毫克
热　　量：170.5 千卡　维生素B₁：0.17 毫克

香米

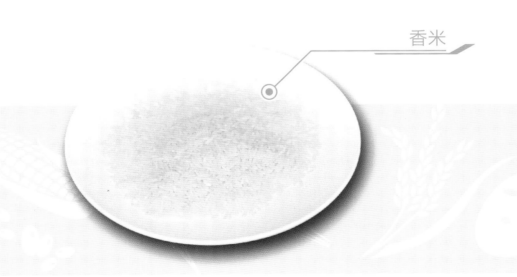

重　　量：50 克　　　碳水化合物：38.6 克
可食部分：100 %　　　膳食纤维：1.8 克
热　　量：167.5 千卡　叶　　酸：11.15 微克

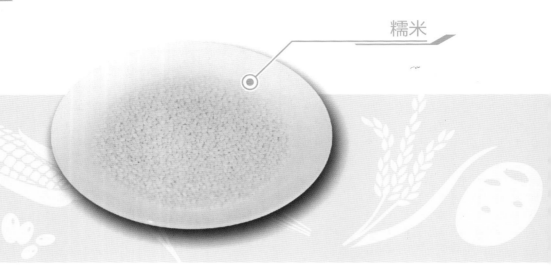

糯米

重　　量：50 克	碳水化合物：39.2 克
可食部分：100 %	锰　　　　：0.77 毫克
热　　量：175 千卡	维生素B_1：0.06 毫克

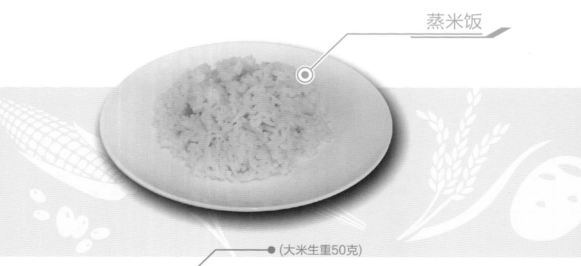

蒸米饭

（大米生重50克）

重　　量：110 克	碳水化合物：28.5 克
可食部分：100 %	维生素B_3：2.09 毫克
热　　量：127.6 千卡	锰　　　　：0.64 毫克

黑米粥

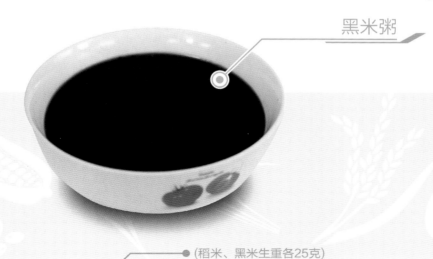

(稻米、黑米生重各25克)

重　　量：350 克　　　　锰　　　　：0.75 毫克
可食部分：100 %　　　　碳水化合物：37.6 克
热　　量：172 千卡　　　维生素B$_3$：2.45 毫克

鲜玉米

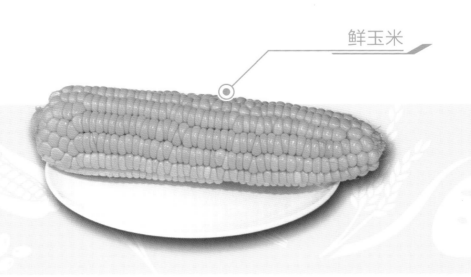

重　　量：350 克　　　　膳食纤维：4.7 克
可食部分：46 %　　　　碳水化合物：36.7 克
热　　量：180.3 千卡　　维生素B$_1$：0.26 毫克

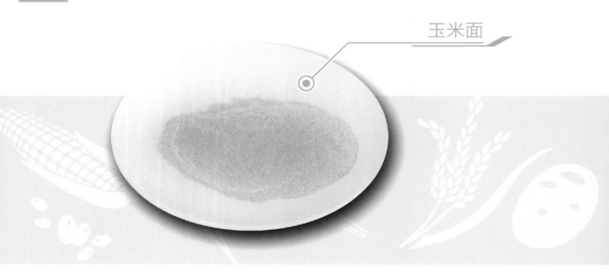

玉米面

重　　量：50 克
可食部分：100 %
热　　量：169.5 千卡

碳水化合物：39.2 克
膳食纤维：2.8 克
镁　　　：42 毫克

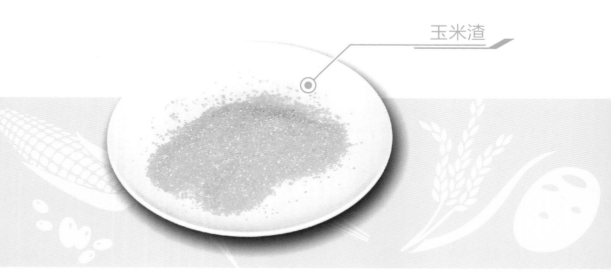

玉米渣

重　　量：50 克
可食部分：100 %
热　　量：148.5 千卡

碳水化合物：39.4 克
膳食纤维：7.3 克
镁　　　：75.5 毫克

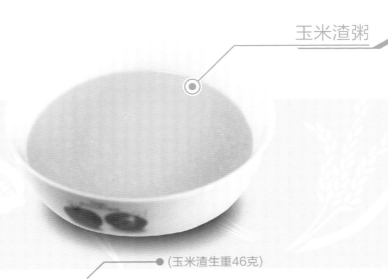

玉米面窝头

（玉米面生重60克）

重　　量：120 克　　　碳水化合物：47 克
可食部分：100 %　　　膳食纤维：3.4 克
热　　量：203.4 千卡　　镁　　　　：50.4 毫克

玉米渣粥

（玉米渣生重46克）

重　　量：300 克　　　碳水化合物：36.2 克
可食部分：100 %　　　膳食纤维：6.7 克
热　　量：136.6 千卡　　镁　　　　：69.5 毫克

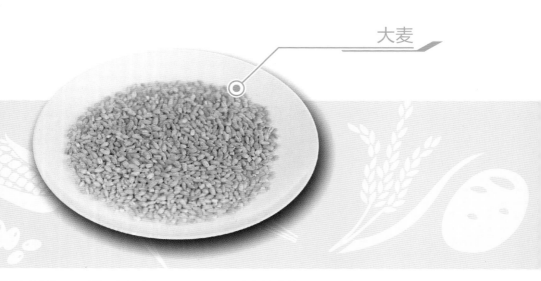

大麦

重　　量 : 50 克	碳水化合物: 36.7 克
可食部分 : 100 %	维生素B_1 : 0.22 毫克
热　　量 : 163.5 千卡	镁　　 : 79 毫克

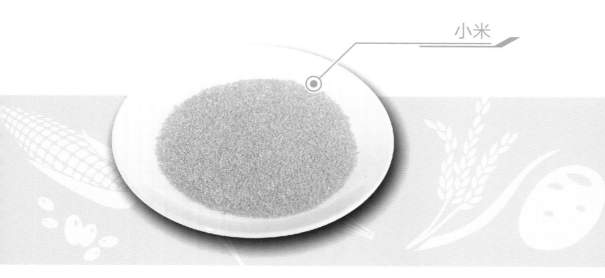

小米

重　　量 : 50 克	碳水化合物: 38.9 克
可食部分 : 100 %	膳食纤维 : 2.3 克
热　　量 : 177.5 千卡	维生素B_1 : 0.16 毫克

高粱米

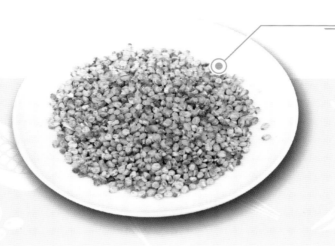

重　　量：50 克	碳水化合物：37.4 克
可食部分：100 %	维生素B$_1$：0.15 毫克
热　　量：180 千卡	镁　　　：64.5 毫克

薏仁米

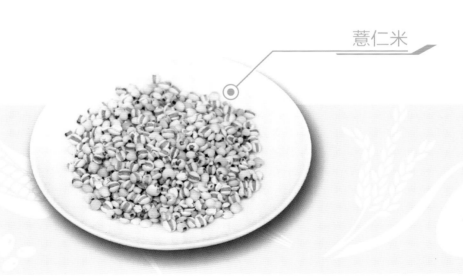

重　　量：50 克	碳水化合物：35.6 克
可食部分：100 %	维生素B$_1$：0.11 毫克
热　　量：180.5 千卡	锰　　　：0.69 毫克

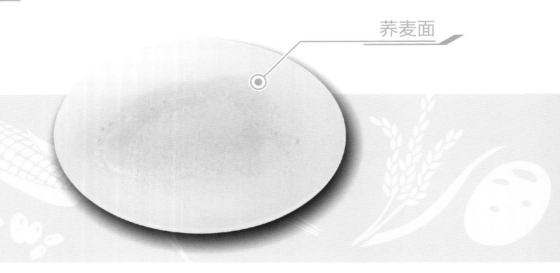

荞麦面

重　　量：50 克	叶　　酸：14.55 微克
可食部分：100 %	膳食纤维：2.8 克
热　　量：164.5 千卡	镁　　　：75.5 毫克

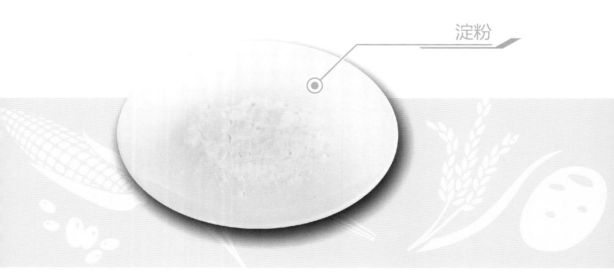

淀粉

重　　量：20 克	碳水化合物：17.2 克
可食部分：100 %	膳食纤维：0.2 克
热　　量：69.6 千卡	铁　　　：0.72 毫克

藕粉

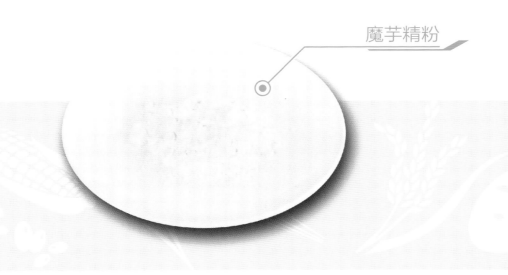

重　　量：20 克
可食部分：100 %
热　　量：74.6 千卡

碳水化合物：18.6 克
铁　　　　：3.58 毫克
锰　　　　：0.06 毫克

魔芋精粉

重　　量：20 克
可食部分：100 %
热　　量：37.2 千卡

碳水化合物：15.8 克
膳食纤维：14.9 克
硒　　　　：70.03 微克

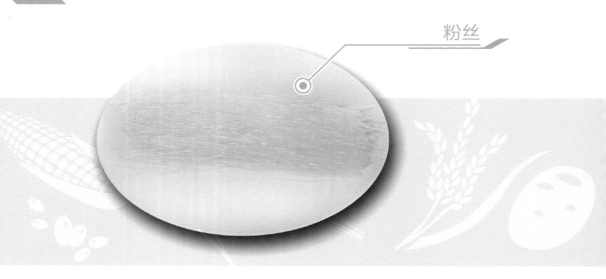

粉丝

重　　量：30 克　　碳水化合物：25.1 克
可食部分：100 %　　铁　　　　：1.92 毫克
热　　量：101.4 千卡　　硒　　　　：1.02 微克

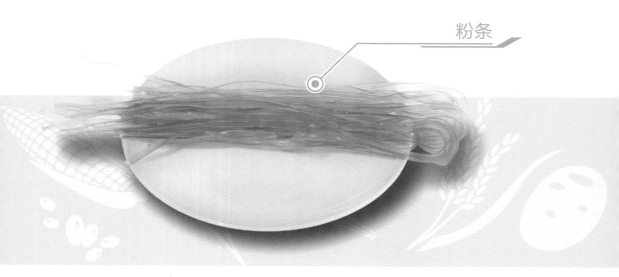

粉条

重　　量：50 克　　碳水化合物：42.1 克
可食部分：100 %　　铁　　　　：2.6 毫克
热　　量：169.5 千卡　　硒　　　　：1.09 微克

绿豆

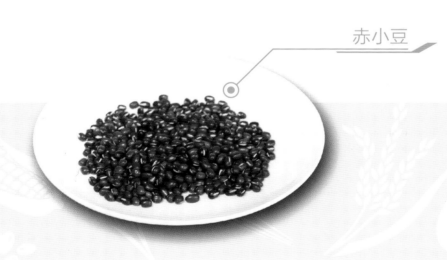

重　　量：50 克　　　膳食纤维：3.2 克
可食部分：100 %　　　蛋 白 质：10.8 克
热　　量：164.5 千卡　　钾　　　：393.5 毫克

赤小豆

重　　量：50 克　　　蛋 白 质：10.1 克
可食部分：100 %　　　膳食纤维：3.85 克
热　　量：162 千卡　　镁　　　：121 毫克

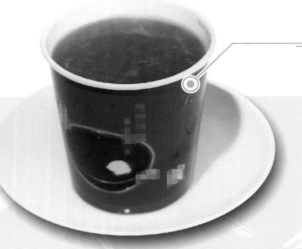

小豆粥

(中纸杯，谷物生重约89克)

重　　量：500 克	膳食纤维：3 克
可食部分：100 %	碳水化合物：68.5 克
热　　量：310 千卡	镁　　　：85 毫克

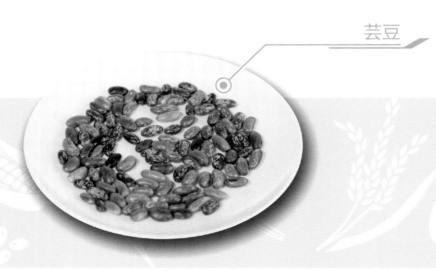

芸豆

重　　量：50 克	膳食纤维：5.3 克
可食部分：100 %	蛋 白 质：11.2 克
热　　量：163.5 千卡	钙　　　：174.5 毫克

蚕豆

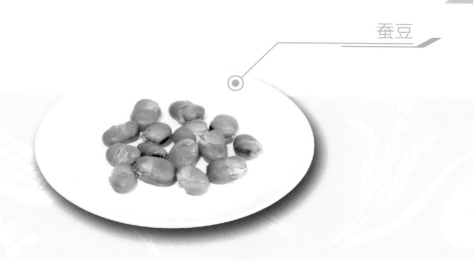

重　　量：50 克　　　　叶　　酸：29 微克
可食部分：100 %　　　维生素B$_6$：0.02 毫克
热　　量：31 千卡　　　膳食纤维：1.8 克

豇豆

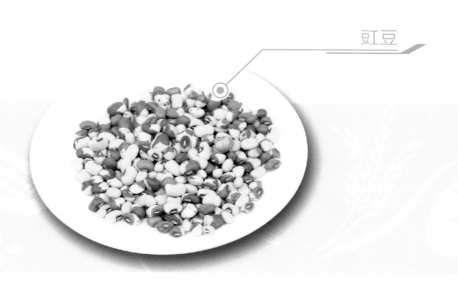

重　　量：50 克　　　　膳食纤维：3.6 克
可食部分：100 %　　　蛋 白 质：9.7 克
热　　量：168 千卡　　钾　　　：368.5 毫克

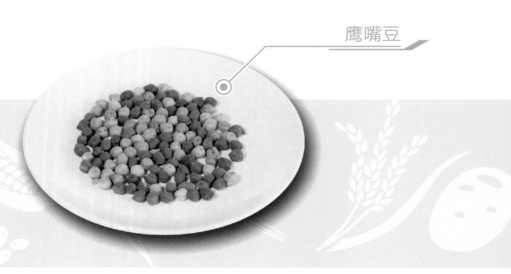

鹰嘴豆

重　　量：50 克　　　　维生素B$_1$：0.21 毫克
可食部分：100 %　　　　蛋 白 质：10.6 克
热　　量：158 千卡　　　钾　　　：415 毫克

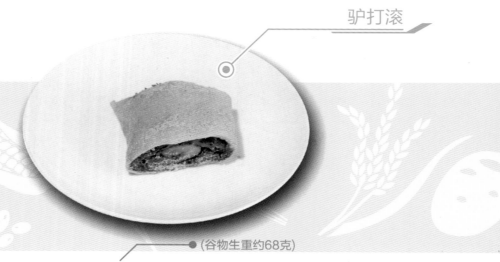

驴打滚

（谷物生重约68克）

重　　量：120 克　　　铁　　　：10.3 毫克
可食部分：100 %　　　碳水化合物：50.2 克
热　　量：237.6 千卡　维生素E：2.8 毫克

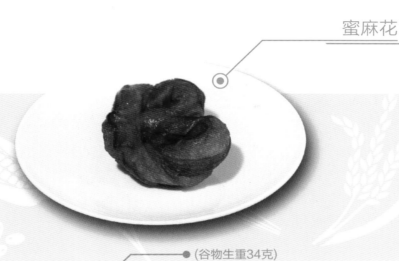

蜜麻花

（谷物生重34克）

重　　量：95 克	维生素B₃：8.17 毫克
可食部分：100 %	维生素E ：7.53 毫克
热　　量：350.6 千卡	碳水化合物：60 克

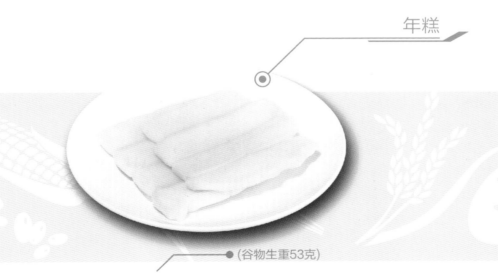

年糕

（谷物生重53克）

重　　量：118 克	维生素E ：1.83 毫克
可食部分：100 %	镁　　　　：50.7 毫克
热　　量：184.1 千卡	碳水化合物：40.9 克

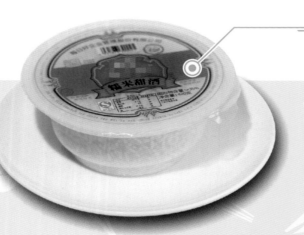

醪糟

● (谷物生重121克)

重　　量：420 克	叶　　酸：47.5 微克
可食部分：100 %	碳水化合物：94.1 克
热　　量：420 千卡	膳食纤维：2.1 克

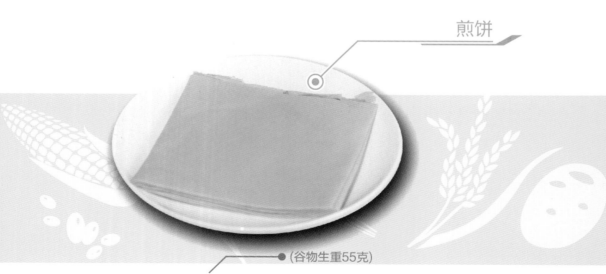

煎饼

● (谷物生重55克)

重　　量：60 克	膳食纤维：4.9 克
可食部分：100 %	叶　　酸：13.6 微克
热　　量：190.2 千卡	维生素B$_1$：0.16 毫克

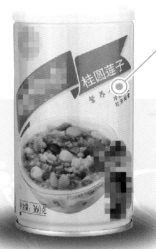

八宝粥

(谷物生重66克)

重　　量：360 克　　　碳水化合物：46.1 克
可食部分：100 %　　　叶　　　酸：11.9 微克
热　　量：230.4 千卡　　膳食纤维：2.2 克

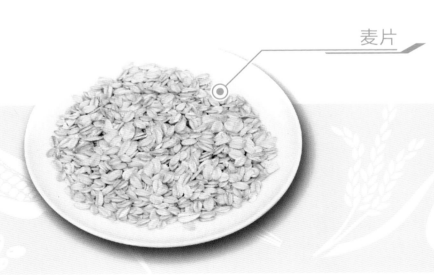

麦片

重　　量：30 克　　　碳水化合物：22.9 克
可食部分：100 %　　　膳食纤维：2 克
热　　量：117.9 千卡　　钙　　　：226.8 毫克

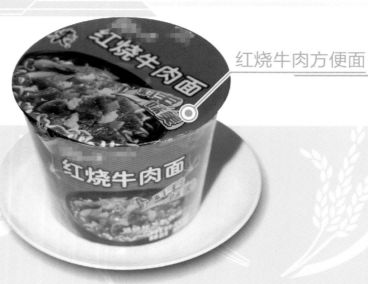

红烧牛肉方便面

重　　量：85 克	碳水化合物：53.2 克
可食部分：100 %	钠　　　　：395.7 毫克
热　　量：380 千卡	碘　　　　：21.34 毫克

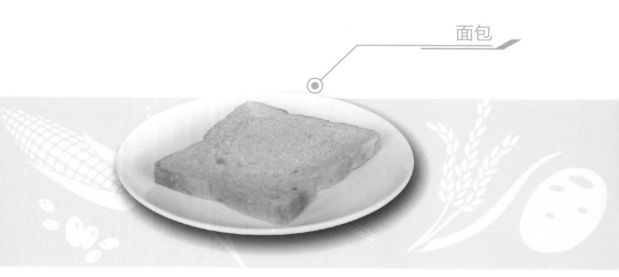

面包

重　　量：25 克	碳水化合物：14.7 克
可食部分：100 %	维生素E　：0.42 毫克
热　　量：78.3 千卡	维生素B$_3$：0.43 毫克

土豆

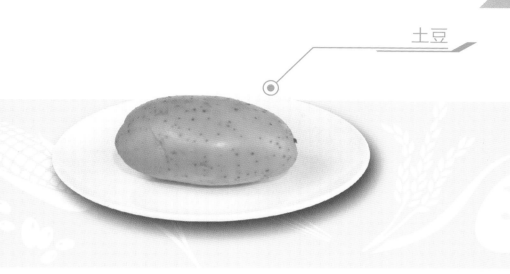

重　　　量：170 克	碳水化合物：28.4 克
可食部分：94 %	维生素B_6：0.43 毫克
热　　　量：126.2 千卡	碘　　　：1.92 微克

红薯

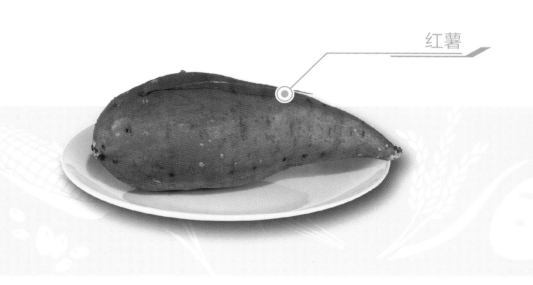

重　　　量：272 克	膳食纤维：5.4 克
可食部分：90 %	胡萝卜素：1836 微克
热　　　量：139.5 千卡	碳水化合物：37.5 克

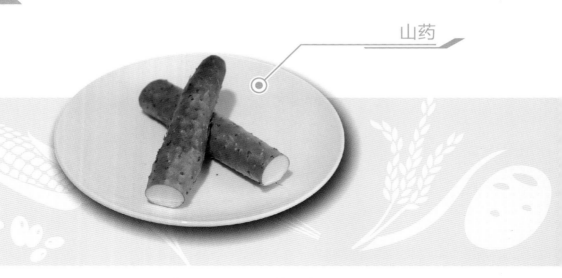

山药

重　　量：105 克　　　胡萝卜素：17.43 微克
可食部分：83 %　　　维生素C：4.36 毫克
热　　量：49.7 千卡　　膳食纤维：0.7 克

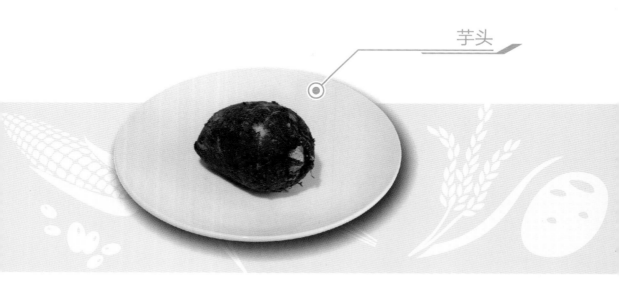

芋头

重　　量：120 克　　　碳水化合物：13.4 克
可食部分：88 %　　　叶　　酸：33.05 微克
热　　量：57 千卡　　　维生素B$_6$：0.11 毫克

绿豆粥

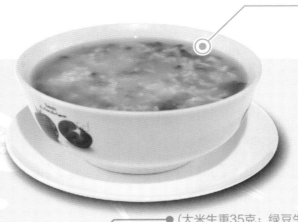

（大米生重35克；绿豆生重15克）

重　　量：350 克　　　　锰　　　　：0.6 毫克
可食部分：100 %　　　　碳水化合物：36.6 克
热　　量：99.8 千卡　　　膳食纤维：1.2 克

粽子

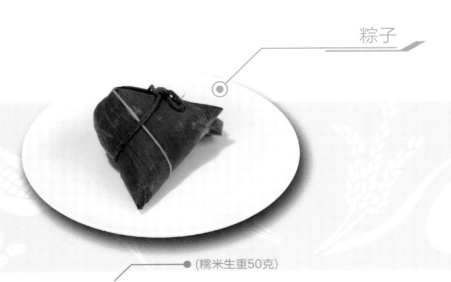

（糯米生重50克）

重　　量：120 克　　　　碳水化合物：44.6 克
可食部分：100 %　　　　锰　　　　：0.79 毫克
热　　量：350.6 千卡　　维生素B$_1$：0.07 毫克

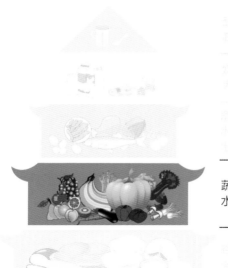

蔬菜类	300~500 克
水果类	200~350 克

蔬菜水果类

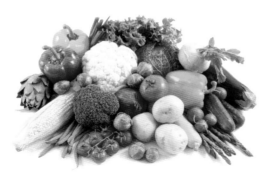
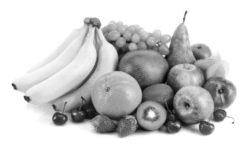

　　新鲜蔬菜水果是平衡膳食的主要组成部分。蔬菜水果含水分为65%~95%，能量低，是维生素、矿物质、膳食纤维和植物化学物的重要来源。膳食中摄入丰富的蔬菜水果不仅能降低脑卒中和冠心病的发病风险以及心血管疾病的死亡风险，还可以降低胃肠道癌症的发生风险。

　　蔬菜，特别是深色蔬菜的维生素、矿物质、膳食纤维和植物化合物含量远高于水果，故水果不能代替蔬菜；水果中碳水化合物、有机酸、芳香物质比新鲜蔬菜多，且水果食用时不用加热，其营养成分不受烹调影响，所以蔬菜也不能代替水果。

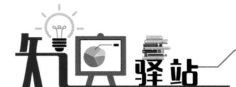
小贴士　　蔬菜水果

　　新鲜蔬菜水果是平衡膳食的主要组成部分。蔬菜水果含水分为65%~95%，能量低，是维生素、矿物质、膳食纤维和植物化学物的重要来源，对提高膳食微量营养素和植物化学物的摄入量起到重要作用。提高富含蔬菜水果的膳食摄入，可以维持机体健康。不仅能降低脑卒中和冠心病的发病风险以及心血管疾病的死亡风险，还可以降低胃肠道癌症的发生风险。

蔬菜水果类提供的主要营养素		
种　类	营养素名称	主要品种
蔬　菜	叶酸、钙、钾、维生素C、膳食纤维、植物化学物（多酚类、类胡萝卜素、有机硫化物等）	深色蔬菜（油菜、绿菜花、紫甘蓝）；浅色蔬菜（白萝卜、白菜）；水生蔬菜菌藻类
水　果	维生素C、钾、膳食纤维（果胶、半纤维）、植物化学物质	仁果类（苹果、梨等）；核果类（桃、杏、枣等）；浆果类（葡萄、草莓等）；柑橘类（橙、柑橘、柚等）；瓜果类（西瓜、哈密瓜等）；热带、亚热带水果（香蕉、菠萝、杧果等）

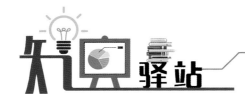

"吃"也是有学问的！
一起来了解下吧！

小贴士　深色蔬菜、十字花科蔬菜更利于预防心血管疾病

新鲜蔬菜富含维生素、矿物质、膳食纤维和植物化学物，能量低，而且是β-胡萝卜素、维生素C、叶酸、钙、镁、钾的良好来源。深色蔬菜中这些营养素的含量更高。受光合作用影响，叶类蔬菜的维生素含量一般高于根茎部和瓜菜类，十字花科蔬菜（甘蓝、菜花、卷心菜等）含有更多的植物化合物。

深色蔬菜展示

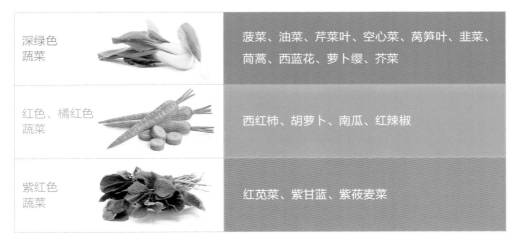

深绿色蔬菜		菠菜、油菜、芹菜叶、空心菜、莴笋叶、韭菜、茼蒿、西蓝花、萝卜缨、芥菜
红色、橘红色蔬菜		西红柿、胡萝卜、南瓜、红辣椒
紫红色蔬菜		红苋菜、紫甘蓝、紫莜麦菜

蔬菜，特别是深色蔬菜的维生素、矿物质、膳食纤维和植物化合物含量远高于水果，故水果不能代替蔬菜；研究表明，增加蔬菜摄入可降低心血管疾病的发病风险，深色叶菜、十字花科蔬菜的作用最为明显。

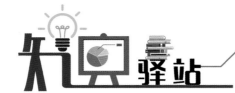

小贴士　水果

水果是大多数有甜味植物果实的统称。多数新鲜水果含水量为85%~90%，富含维生素C、钾、镁和膳食纤维（纤维素、半纤维素和果胶）。不同水果营养素含量有所不同。

水果营养素排行榜	
营养素含量描述	代表性水果
胡萝卜素含量较高的水果	红色或黄色的水果，如：早橘、沙棘、刺梨、杧果、柑橘、木瓜
维生素C含量较高的水果	枣类、柑橘类和浆果类，如：刺梨、鲜枣、酸枣、沙棘、草莓、橘、柑、橙、猕猴桃
钾含量较高的水果	鳄梨、枣、红果、椰子肉、香蕉、樱桃
含糖量高的水果	枣、椰子肉、香蕉、红果、雪梨、桂圆、荔枝等鲜果
含糖量低的水果	草莓、柠檬、杨梅、桃等

水果中碳水化合物、有机酸、芳香物质比新鲜蔬菜多，且水果食用时不用加热，其营养成分不受烹调影响，所以蔬菜不能代替水果。

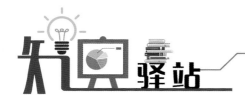

蔬菜、水果摄入与人体健康的证据

项 目	与 健 康 的 关 系	可信等级
蔬菜水果（联合摄入研究）	可降低心血管疾病发病风险	B
	可降低肺癌的发病风险	B
	可降低2型糖尿病发病风险	B
蔬菜	可降低心血管疾病的发病及死亡风险	B
	可降低食管癌和结肠癌发病风险；与胃癌和直肠癌的发病风险无关，十字花科蔬菜可降低胃癌和结肠癌的发病风险	B
	绿叶菜可降低2型糖尿病发病风险，未发现蔬菜总量与2型糖尿病发病风险有关	B
大豆	可降低心血管疾病发病风险	B
	可降低女性成年人体重增长的风险	B
	可降低主要消化道癌症（食管癌、胃癌以及结直肠癌）的发病风险	B

（A级：确信的证据；B级：很可能的证据；C级：可能的证据；D级：证据不足）

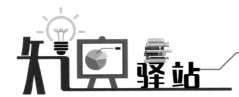

小贴士　蔬菜可食部生重估算参考

　　蔬菜按照市场上购买产品（以下简称为"市品"）的可食部百分比折算出相当于100克蔬菜的可食部重量。

相当于100克蔬菜可食重量	
食 物 名 称	食 物 重 量 （ 克 ）
萝卜	105
樱桃西红柿	100
西红柿	100
柿子椒	120
黄瓜	110
茄子	110
冬瓜	125
韭菜	110
菠菜、油菜、小白菜	120
圆白菜	115
大白菜	115
芹菜	150
蒜苗	120
菜花	120
莴笋	160
藕	115

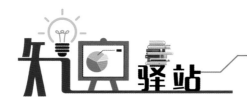

小贴士　　水果可食部生重估算参考

　　水果按照市场购买产品（称为"市品"）的可食部百分比折算出相当于100克水果的可食部重量。

相当于100克水果可食重量	
食 物 名 称	食 物 重 量 （ 克 ）
苹果	130
梨	120
桃	120
鲜枣	115
葡萄	115
草莓	105
柿子	115
柑橘、橙	130
香蕉	170
杧果	150
火龙果	145
菠萝	150
猕猴桃	120
西瓜	180

摄入重点提示

《中国居民膳食指南》重点推荐：多吃新鲜蔬菜水果。

新鲜蔬菜水果是平衡膳食的主要组成部分。蔬菜水果含水分为65%~95%，能量低，是维生素、矿物质、膳食纤维和植物化学物的重要来源。膳食中摄入丰富的蔬菜水果不仅能降低脑卒中和冠心病的发病风险以及心血管疾病的死亡风险，还可以降低胃肠道癌症的发生风险。

推荐蔬菜水果类食物摄入应做到：餐餐有蔬菜，天天吃水果。

选择不同品种的蔬菜合理搭配更有利于健康，每天摄入 300~500克蔬菜，品种变化在 5 种以上，腌菜和酱菜不能代替新鲜蔬菜；保证每天摄入 200~350 克水果，果汁及加工水果制品不能替代新鲜水果。

表　2010-2012 年中国不同地区居民食物摄入量（克/标准人日，以《中国居民膳食营养素参考摄入量》2000 版为标准折算）

	合计	城市小计	农村小计	大城市	中小城市	普通农村	贫困农村
深色蔬菜	89.4	104.8	74.7	103.1	105.1	82.0	58.3
浅色蔬菜	180.0	178.5	181.4	199.2	175.1	191.8	158.2
水果	40.7	48.8	32.9	87.4	42.5	35.4	27.2

注：标准人指 18 岁从事轻体力活动的成年男子，能量需要量为 2400kcal（《中国居民膳食营养素参考摄入量》2000 版）

表　2010-2012 年中国不同地区 18 岁及以上居民食物摄入频率的分布（%）

	频率	合计	城市小计	农村小计	大城市	中小城市	普通农村	贫困农村
蔬菜、藻类	≥ 3 次/天	32.9	39.0	26.7	46.3	33.1	27.3	25.7
	2 次/天	26.9	27.1	26.8	27.8	26.5	25.9	28.2
	1 次/天	28.6	25.3	31.9	21.2	28.6	31.8	32.0
	< 1 次/天	11.6	8.6	14.6	4.6	11.9	15.0	14.0
水果	≥ 1 次/天	6.1	10.1	2.1	10.4	9.8	2.9	0.8
	4~6 次/周	11.0	16.5	5.4	20.6	13.3	7.4	2.2
	1~3 次/周	31.8	39.1	24.4	44.9	34.5	29.7	16.0
	1 次/月 ~1 次/周 *	28.7	23.4	34.0	18.7	27.2	35.4	31.8
	< 1 次/月	22.4	10.8	34.0	5.5	15.1	24.5	49.1

注：* 不含 1 次/周

摘自《中国居民营养与健康状况监测》—2010-2013 年综合报告（北京大学医学出版社）

水萝卜

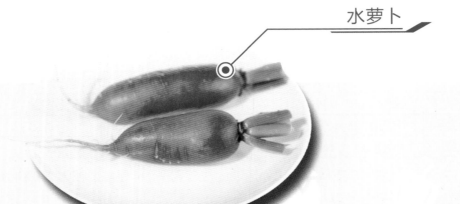

重　　量 : 110 克　　维生素C : 46 毫克
可食部分 : 93 %　　膳食纤维 : 1.43 克
热　　量 : 22.5 千卡　　胡萝卜素 : 255.8 微克

白萝卜

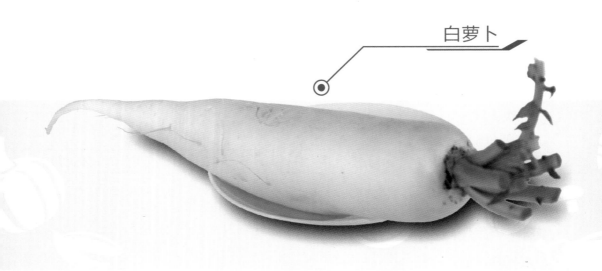

重　　量 : 568 克　　维生素B_6 : 0.3 毫克
可食部分 : 95 %　　维生素C : 102.5 毫克
热　　量 : 70.1 千卡　　叶　　酸 : 36.7 微克

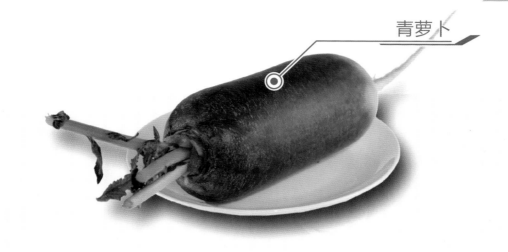

青萝卜

重　　量：527 克　　　叶　　酸：131.7 微克
可食部分：95 %　　　　维生素C：35 毫克
热　　量：115.1 千卡　　胡萝卜素：440.6 微克

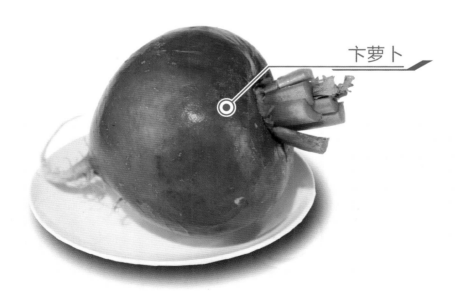

卜萝卜

重　　量：960 克　　　叶　　酸：237.8 微克
可食部分：96 %　　　　维生素C：51.6 毫克
热　　量：138.2 千卡　　膳食纤维：1.43 克

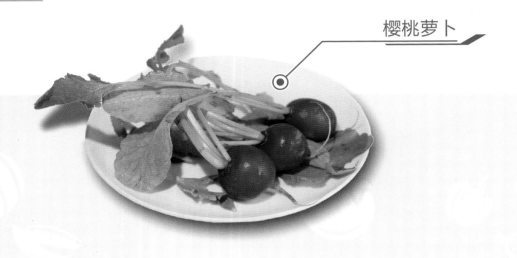

樱桃萝卜

重　　量：70 克　　　　叶　　酸：25.6 微克
可食部分：46 %　　　　维生素C：4.51 毫克
热　　量：2.9 千卡　　　维生素B$_6$：0.02 毫克

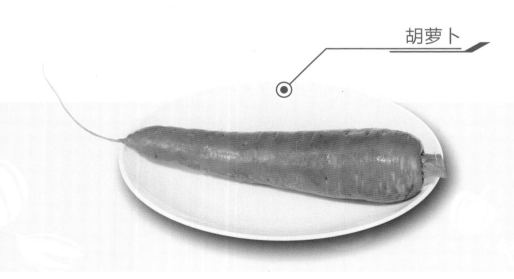

胡萝卜

重　　量：120 克　　　 维生素A：797.3 微克
可食部分：97 %　　　　 胡萝卜素：4780.5 微克
热　　量：29.1 千卡　　 维生素B$_6$：0.19 毫克

苤蓝

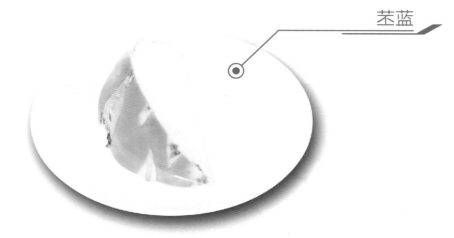

重　　量：145 克　　维生素C：46.4 毫克
可食部分：78 %　　胡萝卜素：22.6 微克
热　　量：36.2 千卡　镁　　：27.1 毫克

紫菜头

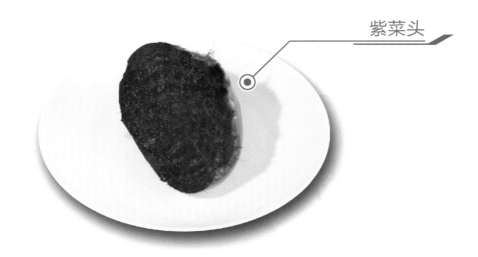

重　　量：163 克　　膳食纤维：6.5 克
可食部分：89 %　　叶　　酸：70.1 微克
热　　量：47.9 千卡　镁　　：39.2 毫克

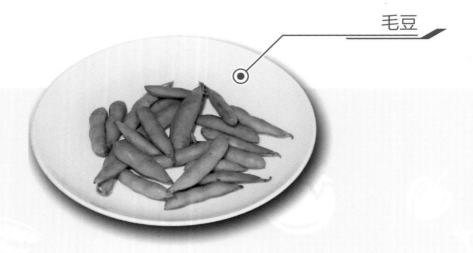

毛豆

重　　量：50 克　　　膳食纤维：1.1 克
可食部分：53 %　　　维生素C：7.2 毫克
热　　量：34.7 千卡　　钾　　　：126.7 毫克

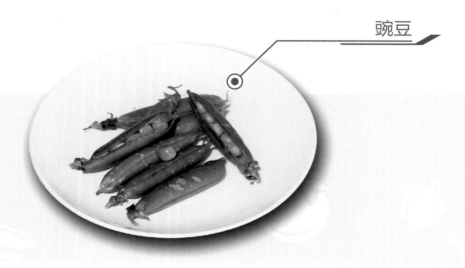

豌豆

重　　量：50 克　　　胡萝卜素：45.2 微克
可食部分：42 %　　　维生素B$_1$：0.1 毫克
热　　量：23.3 千卡　　维生素C：2.94 毫克

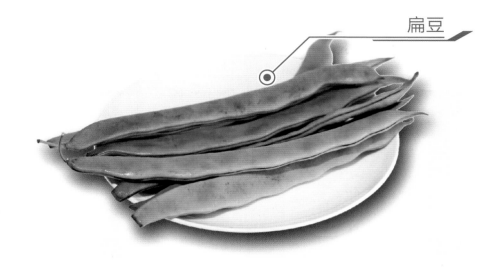

扁豆

重　　量：120 克　　　维生素B$_6$：0.12 毫克
可食部分：96 %　　　叶　　酸：17.97 微克
热　　量：26.5 千卡　　膳食纤维：5.07 克

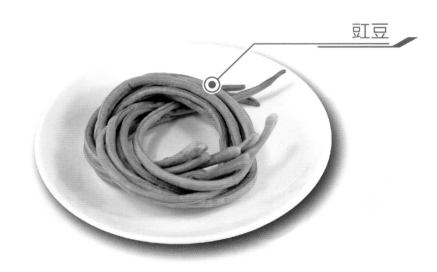

豇豆

重　　量：119 克　　　胡萝卜素：607.16 微克
可食部分：97 %　　　膳食纤维：4.96 克
热　　量：20.8 千卡　　叶　　酸：87.03 微克

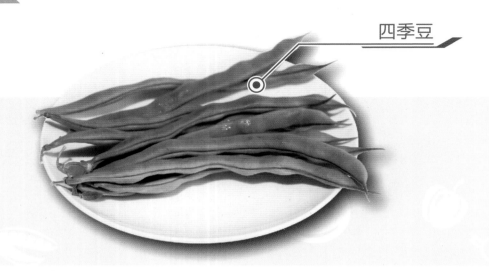

四季豆

重　　量：100 克　　膳食纤维：4.5 克
可食部分：96 %　　胡萝卜素：92.16 微克
热　　量：14.4 千卡　　叶　　酸：26.59 微克

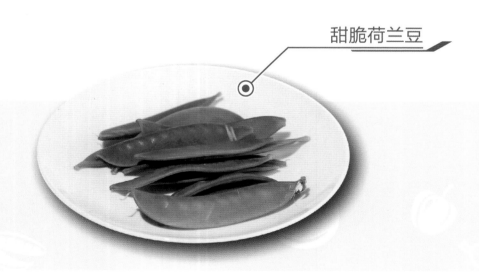

甜脆荷兰豆

重　　量：50 克　　膳食纤维：3.8 克
可食部分：100 %　　叶　　酸：29.2 微克
热　　量：8.5 千卡　　维生素C：12 毫克

黄豆芽

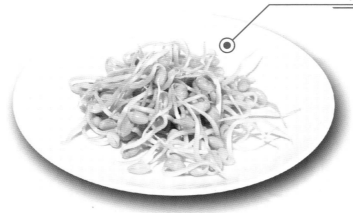

重　　量：50 克　　　　叶　　酸：15.5 微克
可食部分：100 %　　　　膳食纤维：1.8 克
热　　量：16 千卡　　　　维生素B₆：0.03 毫克

绿豆芽

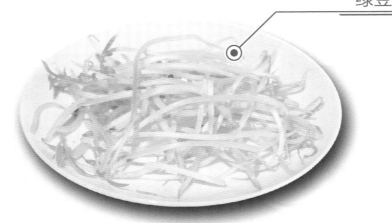

重　　量：50 克　　　　叶　　酸：3.05 微克
可食部分：100 %　　　　维生素B₆：0.02 毫克
热　　量：6.5 千卡　　　　膳食纤维：1.8 克

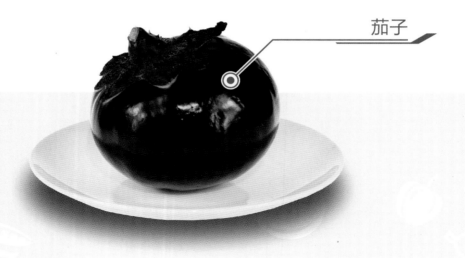

茄子

重　　量：320 克
可食部分：98 %
热　　量：59.6 千卡

维生素B$_6$：0.13 毫克
叶　　酸：30.73 微克
膳食纤维：5.65 克

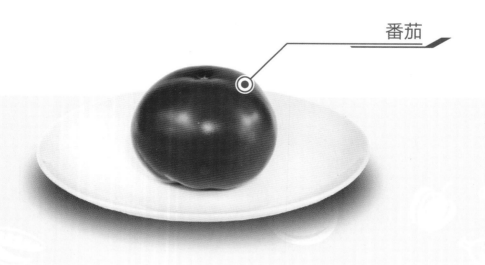

番茄

重　　量：243 克
可食部分：97 %
热　　量：25.9 千卡

胡萝卜素：833.91 微克
维生素B$_6$：0.14 毫克
维生素C：33 毫克

小西红柿

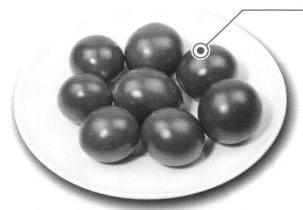

重　　量：100 克　　　胡萝卜素：325.36 微克
可食部分：100 %　　　叶　　酸：60.56 微克
热　　量：21.6 千卡　　维生素C：32.34 毫克

辣椒（小红辣椒）

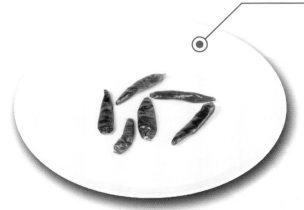

重　　量：2 克　　　　膳食纤维：0.9 克
可食部分：88 %　　　 胡萝卜素：59.42 微克
热　　量：3.5 千卡　　维生素E：0.48 毫克

辣椒（青尖椒）

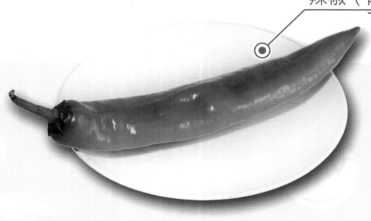

重　　量：68 克　　　维生素B$_6$：0.11 毫克
可食部分：91 %　　　维生素C：36.51 毫克
热　　量：10.5 千卡　 胡萝卜素：60.64 微克

甜椒

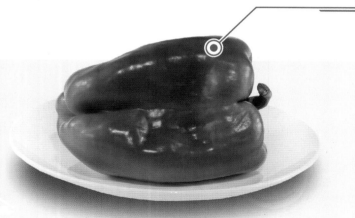

重　　量：145 克　　　维生素B$_6$：0.14 毫克
可食部分：82 %　　　 胡萝卜素：90.36 微克
热　　量：19 千卡　　 维生素C：154.57 毫克

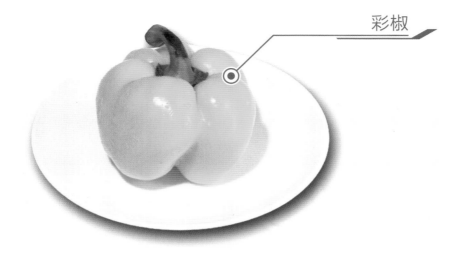

彩椒

重　　量：92 克
可食部分：83 %
热　　量：14.5 千卡

叶　　酸：60.68 微克
胡萝卜素：606.3 微克
维生素C：79.41 毫克

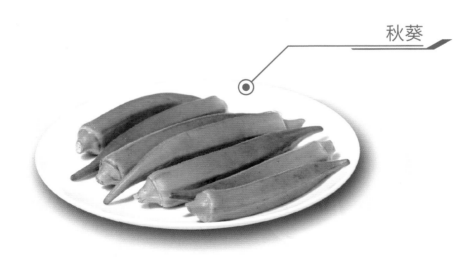

秋葵

重　　量：100 克
可食部分：98 %
热　　量：15.7 千卡

膳食纤维：4.31 克
胡萝卜素：233.24 微克
叶　　酸：89.08 微克

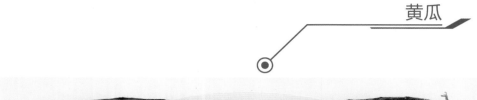

黄瓜

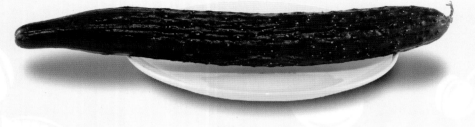

重　　量：200 克　　　胡萝卜素：165.6 微克
可食部分：92 %　　　维生素C：16.56 毫克
热　　量：29.4 千卡　　镁　　　：27.6 毫克

苦瓜

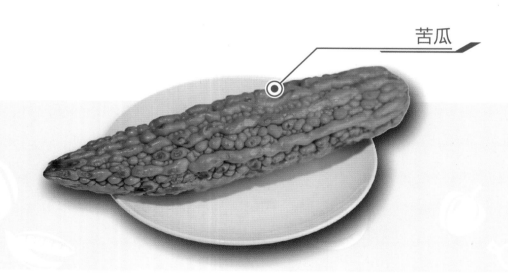

重　　量：255 克　　　膳食纤维：2.89 克
可食部分：81 %　　　胡萝卜素：206.55 微克
热　　量：45.4 千卡　　维生素C：155.67 毫克

南瓜

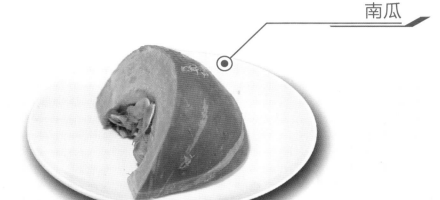

重　　量：220 克　　　维生素A：276.76 微克
可食部分：85 %　　　胡萝卜素：1664.3 微克
热　　量：43 千卡　　　维生素C：14.96 毫克

西葫芦

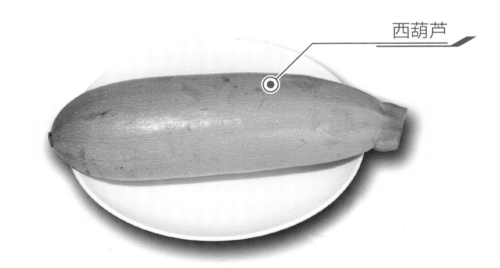

重　　量：395 克　　　胡萝卜素：86.51 微克
可食部分：73 %　　　维生素C：17.3 毫克
热　　量：54.8 千卡　　维生素B_2：0.09 毫克

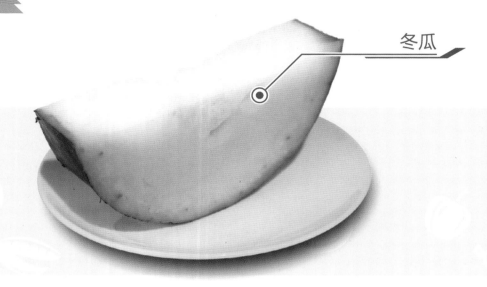

冬瓜

重　　量：260 克　　　　叶　　酸：19.55 微克
可食部分：80 %　　　　维生素C：33.28 毫克
热　　量：16.6 千卡　　　维生素B$_6$：0.04 毫克

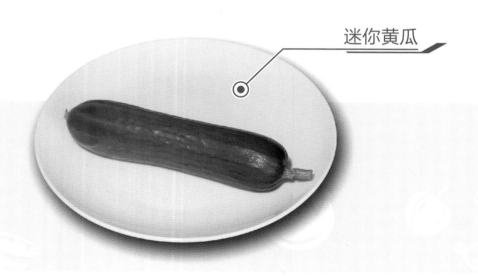

迷你黄瓜

重　　量：93 克　　　　膳食纤维：0.8 克
可食部分：92 %　　　　胡萝卜素：32.51 微克
热　　量：10.3 千卡　　　叶　　酸：1.8 微克

丝瓜

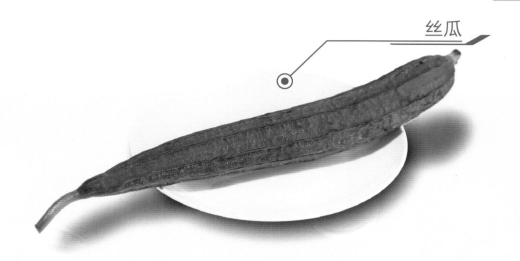

重　　量：141 克
可食部分：83 %
热　　量：18.7 千卡

维生素B$_6$：0.13 毫克
胡萝卜素：181.4 微克
叶　　酸：26.45 微克

大蒜

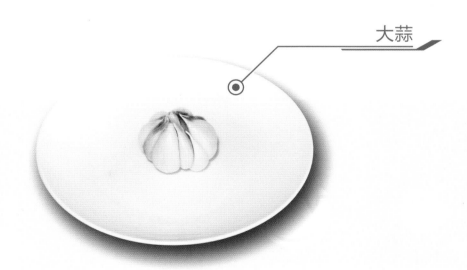

重　　量：40 克
可食部分：85 %
热　　量：43.5 千卡

胡萝卜素：10.2 微克
维生素C：2.38 毫克
钾　　　：102.68 毫克

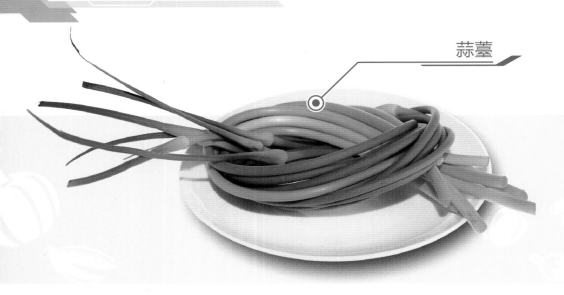

蒜薹

重　　量：125 克　　　膳食纤维：2.8 克
可食部分：90 %　　　维生素A：90 微克
热　　量：74.3 千卡　　胡萝卜素：540 微克

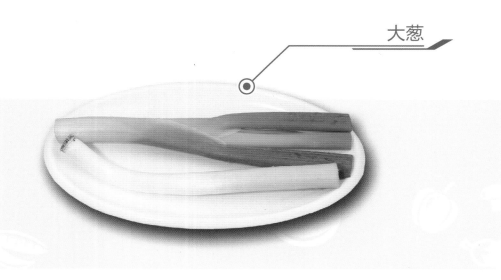

大葱

重　　量：120 克　　　维生素B$_6$：0.16 毫克
可食部分：82 %　　　胡萝卜素：63 微克
热　　量：22.6 千卡　　叶　　酸：11.3 微克

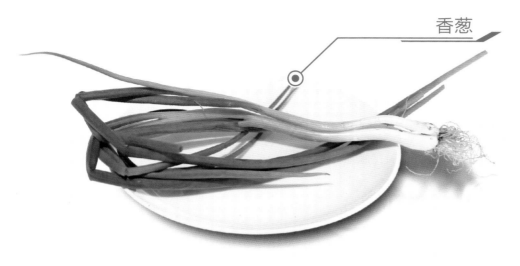

香葱

重　　量：30 克　　　　胡萝卜素：32.84 微克
可食部分：89 %　　　　叶　　酸：5.74 微克
热　　量：5.6 千卡　　　膳食纤维：0.91 克

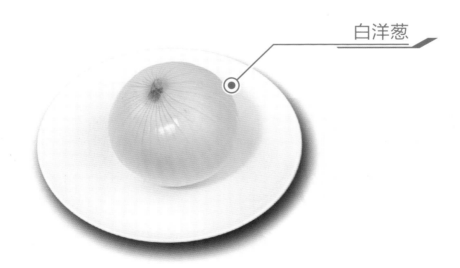

白洋葱

重　　量：290 克　　　　维生素C：20.88 毫克
可食部分：90 %　　　　胡萝卜素：52.2 微克
热　　量：104.4 千卡　　维生素B$_1$：0.08 毫克

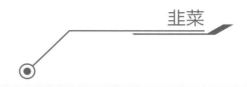

韭菜

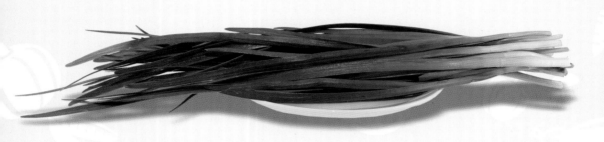

重　　量：100 克　　　维生素B$_6$：0.18 毫克
可食部分：90 %　　　胡萝卜素：1436.4 微克
热　　量：16.2 千卡　　叶　　酸：55.08 微克

白菜薹

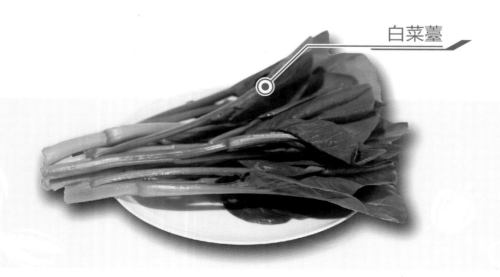

重　　量：160 克　　　膳食纤维：2.28 克
可食部分：84 %　　　胡萝卜素：1290.24 微克
热　　量：37.6 千卡　　维生素C：59.14 毫克

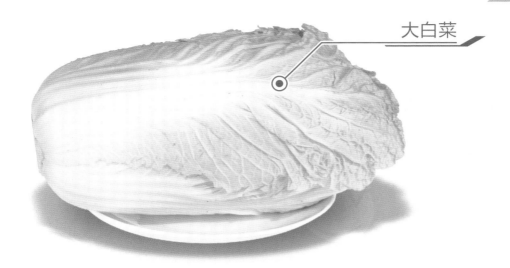

大白菜

重　　量：884 克　　　　叶　　酸：111.21 微克
可食部分：85 %　　　　维生素C：60.11 毫克
热　　量：97.7 千卡　　　膳食纤维：7.51 克

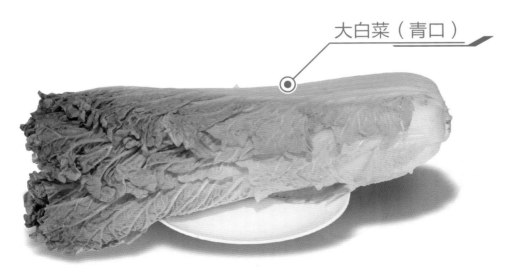

大白菜（青口）

重　　量：650 克　　　　维生素B$_6$：0.43 毫克
可食部分：83 %　　　　维生素C：59.35 毫克
热　　量：48.6 千卡　　　叶　　酸：28.59 微克

酸菜

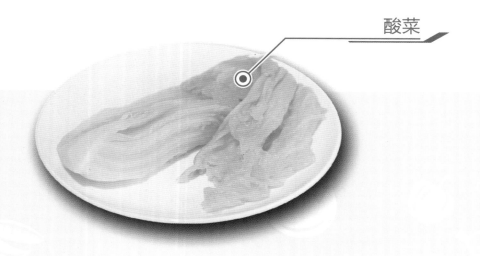

重　　量：160 克　　　膳食纤维：4.2 克
可食部分：100 %　　　叶　　酸：6.24 微克
热　　量：8 千卡　　　钙　　　：76.8 毫克

小白菜

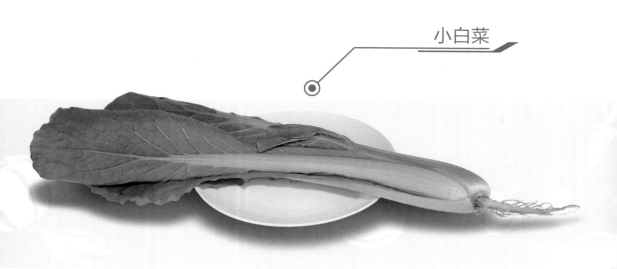

重　　量：120 克　　　胡萝卜素：2090.18 微克
可食部分：94 %　　　叶　　酸：64.52 微克
热　　量：11.3 千卡　　维生素C：72.19 毫克

鸡毛菜

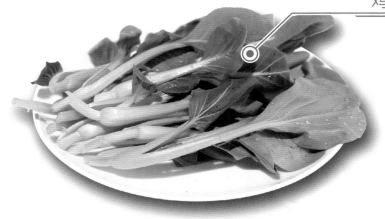

重　　量：50 克　　　维生素A：69 微克
可食部分：100 %　　　胡萝卜素：413 微克
热　　量：7.5 千卡　　叶　　酸：82.9 微克

娃娃菜

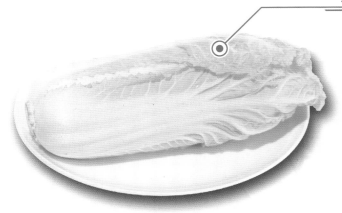

重　　量：140 克　　　膳食纤维：3.1 克
可食部分：97 %　　　胡萝卜素：65.18 微克
热　　量：10.9 千卡　叶　　酸：117.33 微克

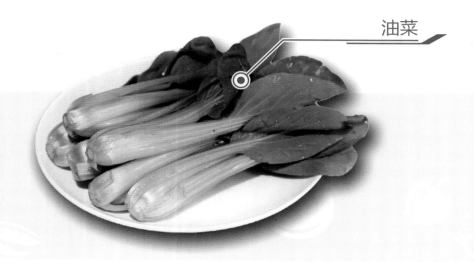

油菜

重　　量：103 克　　　膳食纤维：1.97 克
可食部分：96 %　　　胡萝卜素：1070.87 微克
热　　量：9.9 千卡　　叶　　酸：102.74 微克

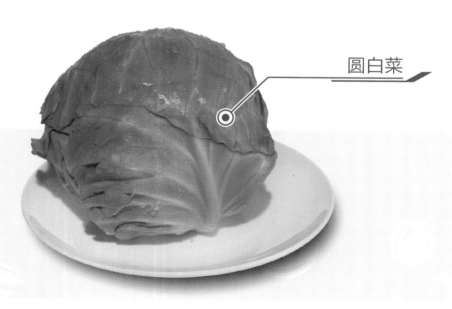

圆白菜

重　　量：580 克　　　膳食纤维：11.5 克
可食部分：86 %　　　胡萝卜素：59.86 微克
热　　量：59.9 千卡　　维生素C：79.81 毫克

紫甘蓝

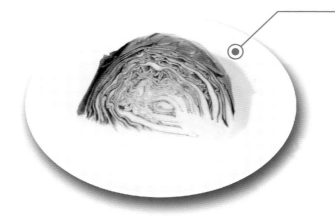

重　　量：140 克　　　叶　　酸：50.45 微克
可食部分：86 %　　　维生素C：31.3 毫克
热　　量：22.9 千卡　　膳食纤维：3.61 克

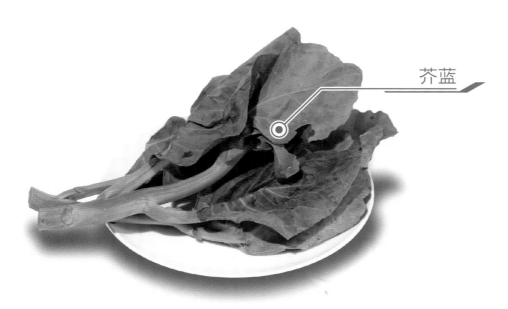

芥蓝

重　　量：75 克　　　叶　　酸：72.54 微克
可食部分：98 %　　　维生素C：27.2 毫克
热　　量：11.8 千卡　　维生素B$_6$：0.04 毫克

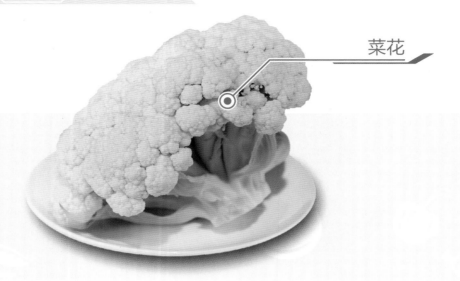

菜花

重　　量：545 克　　叶　　酸：60.33 微克
可食部分：82 %　　维生素B₆：0.49 毫克
热　　量：67 千卡　　维生素C：143.01 毫克

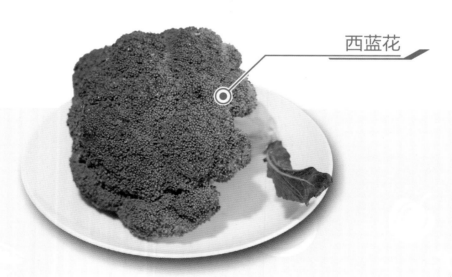

西蓝花

重　　量：284 克　　维生素B₆：0.4 毫克
可食部分：83 %　　叶　　酸：70.24 微克
热　　量：44.8 千卡　　维生素C：132 毫克

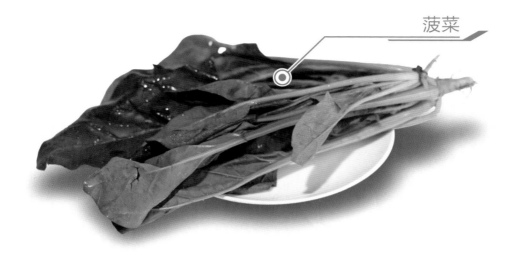

菠菜

重　　量：104 克	钾　　　　：287.86 毫克
可食部分：89 %	胡萝卜素：2702.75 微克
热　　量：25.9 千卡	维生素C：29.62 毫克

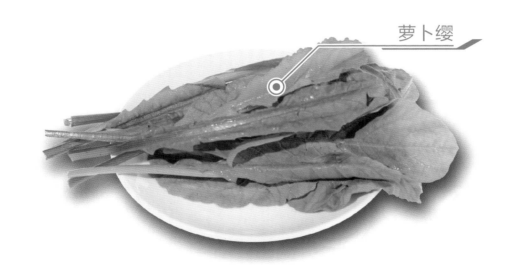

萝卜缨

重　　量：50 克	胡萝卜素：330.15 微克
可食部分：100 %	维生素C：23.72 毫克
热　　量：10.7 千卡	钙　　　　：110.67 毫克

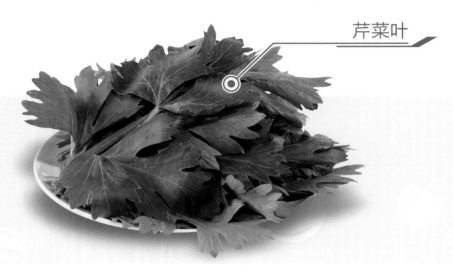

芹菜叶

重　　量：60 克　　　膳食纤维：1.32 克
可食部分：100 %　　胡萝卜素：1758 微克
热　　量：21 千卡　　维生素C：13.2 毫克

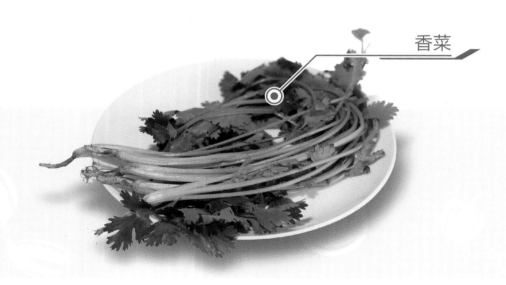

香菜

重　　量：32 克　　　胡萝卜素：300.67 微克
可食部分：81 %　　　维生素C：12.44 毫克
热　　量：8.6 千卡　　维生素B$_2$：0.04 毫克

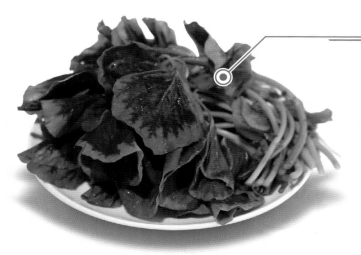

苋菜

重　　量：60 克　　　维生素A：108.62 微克
可食部分：73 %　　　胡萝卜素：652.62 微克
热　　量：15.3 千卡　　维生素C：13.14 毫克

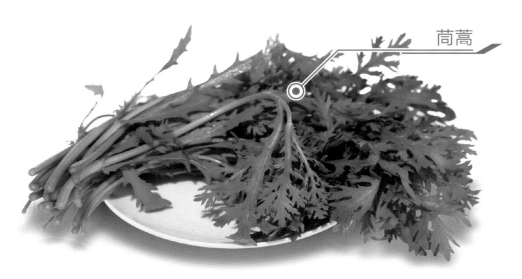

茼蒿

重　　量：90 克　　　维生素A：85.98 微克
可食部分：82 %　　　胡萝卜素：1114.38 微克
热　　量：17.7 千卡　　维生素C：13.28 毫克

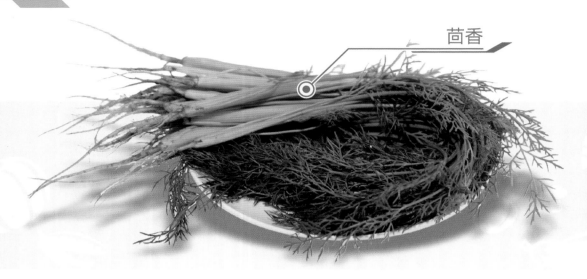

茴香

重　　量：100 克	维生素A：345.72 微克
可食部分：86 %	胡萝卜素：2072.6 微克
热　　量：23.2 千卡	维生素C：22.36 毫克

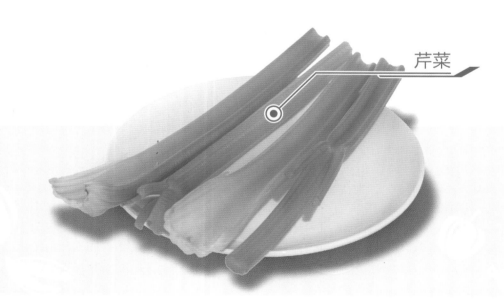

芹菜

重　　量：125 克	胡萝卜素：22.5 微克
可食部分：100 %	叶　　酸：17 微克
热　　量：13.8 千卡	膳食纤维：1.62 克

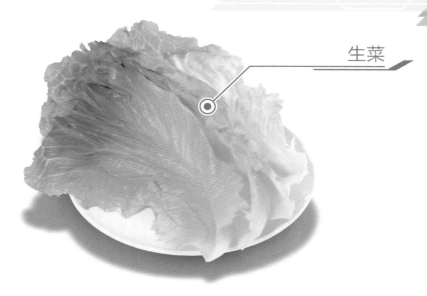

生菜

重　　量：60 克　　　膳食纤维：0.6 克
可食部分：94 %　　　胡萝卜素：14.66 微克
热　　量：5.6 千卡　　叶　　酸：17.82 微克

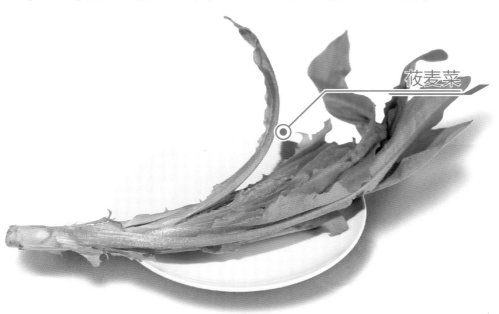

莜麦菜

重　　量：57 克　　　维生素A：57.71 微克
可食部分：81 %　　　胡萝卜素：346.74 微克
热　　量：3.7 千卡　　叶　　酸：35.97 微克

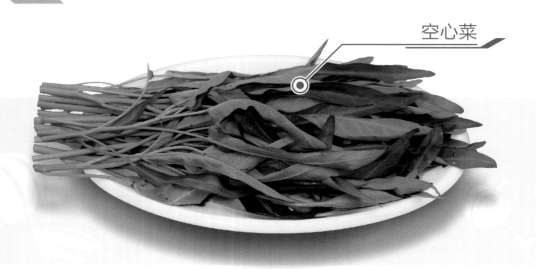

空心菜

重　　量：100 克　　膳食纤维：4 克
可食部分：100 ％　　胡萝卜素：1714 微克
热　　量：11 千卡　　叶　　酸：8.9 微克

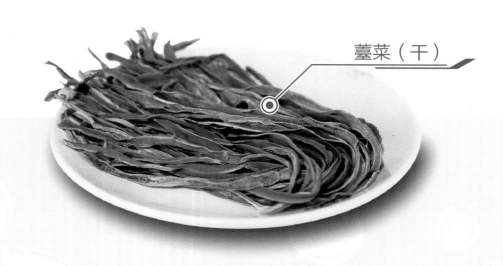

蕹菜（干）

重　　量：100 克　　膳食纤维：9.1 克
可食部分：100 ％　　镁　　：1257 毫克
热　　量：167 千卡　　铁　　：284 毫克

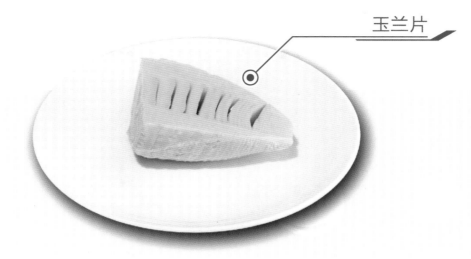

玉兰片

重　　量：117 克	膳食纤维：13.2 克
可食部分：100 %	维生素E：2.62 毫克
热　　量：77.2 千卡	锰　　　：0.63 毫克

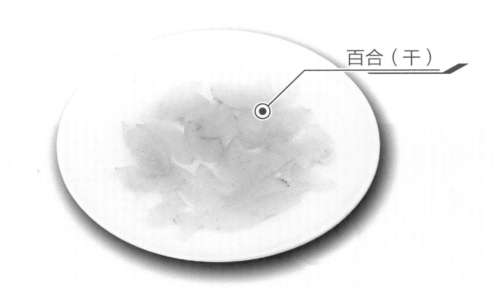

百合（干）

重　　量：10 克	碳水化合物：8 克
可食部分：100 %	钾　　　：34.4 毫克
热　　量：34.6 千卡	锰　　　：0.06 毫克

黄花菜（干）

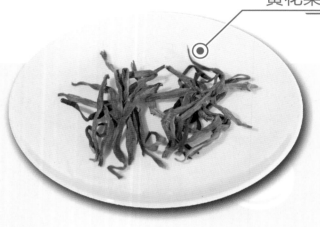

重　　量：10 克	钙　　　　：29.5 毫克
可食部分：98 %	胡萝卜素：180.32 微克
热　　量：21 千卡	维生素A ：30.09 微克

芦笋

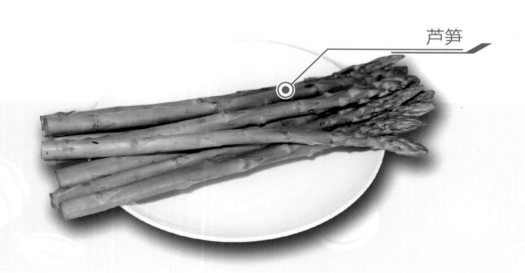

重　　量：130 克	维生素B_6：0.13 毫克
可食部分：90 %	叶　　酸：170.42 微克
热　　量：15.2 千卡	维生素B_1：0.07 毫克

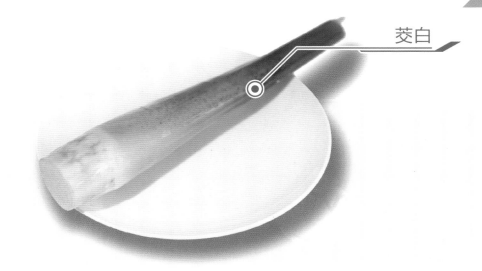

茭白

重　　量：97 克　　　膳食纤维：1.4 克
可食部分：74 %　　　胡萝卜素：21.53 微克
热　　量：18.7 千卡　　维生素C：3.59 毫克

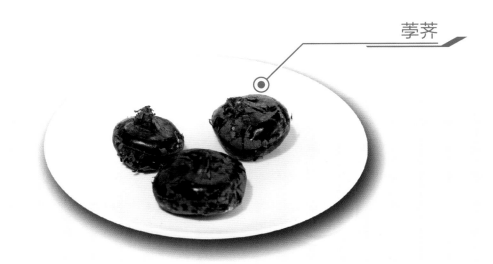

荸荠

重　　量：80 克　　　胡萝卜素：12.48 微克
可食部分：78 %　　　维生素C：4.37 毫克
热　　量：38.1 千卡　　钾　　　：190.94 毫克

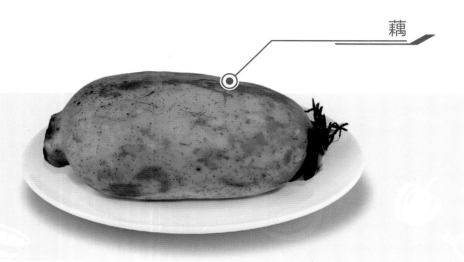

藕

重　　量 : 344 克　　　　叶　　酸 : 31.18 微克
可食部分 : 88 %　　　　维生素C : 57.52 毫克
热　　量 : 127.1 千卡　　膳食纤维 : 7.87 克

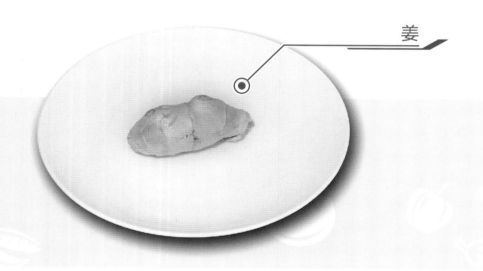

姜

重　　量 : 30 克　　　　膳食纤维 : 0.8 克
可食部分 : 95 %　　　　胡萝卜素 : 48.45 微克
热　　量 : 13.1 千卡　　锰　　　 : 0.91 毫克

苦苦菜

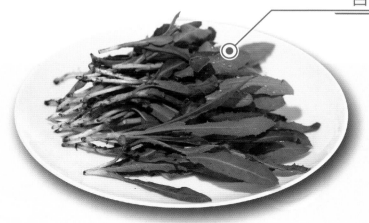

重　　量 : 30 克	维生素A : 107.1 微克
可食部分 : 100 %	胡萝卜素 : 642 微克
热　　量 : 12.6 千卡	维生素C : 18.6 毫克

香椿

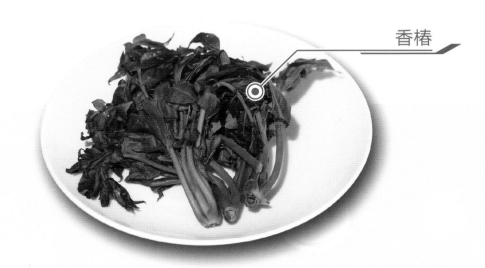

重　　量 : 30 克	维生素A : 26.68 微克
可食部分 : 76 %	胡萝卜素 : 159.6 微克
热　　量 : 11.4 千卡	维生素C : 9.12 毫克

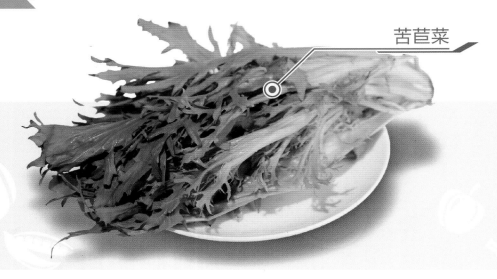

苦苣菜

重　　量：80 克	维生素A：7244 微克
可食部分：100 %	胡萝卜素：43464 微克
热　　量：23.2 千卡	叶　　酸：53.6 微克

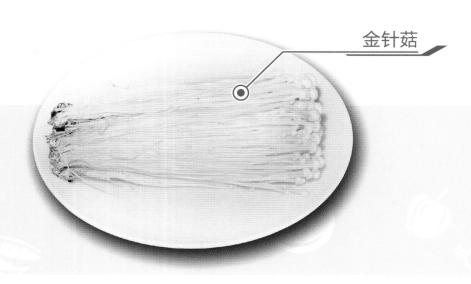

金针菇

重　　量：100 克	膳食纤维：2.7 克
可食部分：100 %	维生素B$_3$：4.1 毫克
热　　量：32 千卡	维生素B$_2$：0.19 毫克

蘑菇

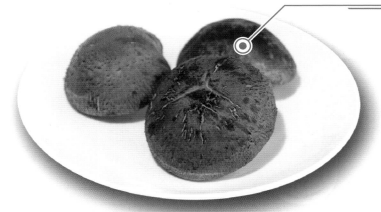

重　　量：70 克　　膳食纤维：1.5 克
可食部分：99 %　　维生素B_2：0.24 毫克
热　　量：16.6 千卡　　维生素B_3：2.77 毫克

水发木耳

(10克干木耳约出水发木耳91克)

重　　量：20 克　　维生素E ：1.5 毫克
可食部分：100 %　　镁　　　：11.4 毫克
热　　量：5.4 千卡　　锰　　　：0.19 毫克

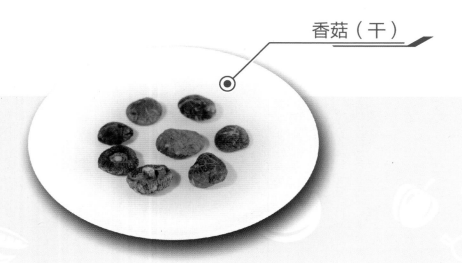

香菇（干）

重　　量：10 克　　　膳食纤维：3 克
可食部分：95 %　　　维生素B$_3$：1.95 毫克
热　　量：26 千卡　　　锌　　　：0.81 毫克

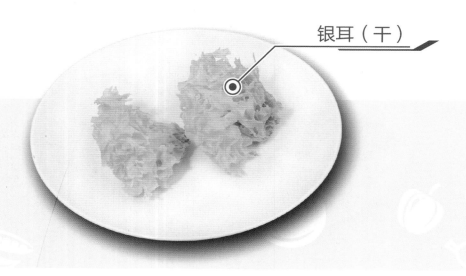

银耳（干）

重　　量：10 克　　　膳食纤维：2.9 克
可食部分：96 %　　　钾　　　：152.45 毫克
热　　量：25.1 千卡　　磷　　　：35.42 毫克

茶树菇（干）

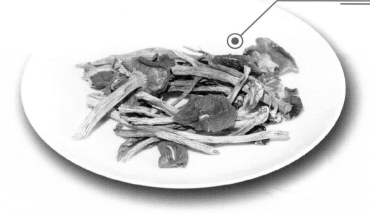

重　　量：10 克	维生素B₃

重　　量：10 克　　维生素B_3：3.94 毫克
可食部分：100 %　　钾　　　：216.5 毫克
热　　量：27.9 千卡　磷　　　：90.8 毫克

松蘑（干）

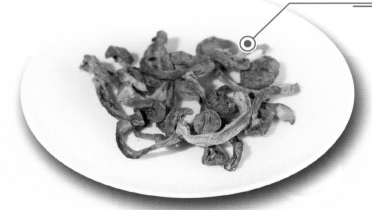

重　　量：10 克　　钾　　　：240.2 毫克
可食部分：100 %　　铁　　　：15.65 毫克
热　　量：20.2 千卡　硒　　　：10.26 微克

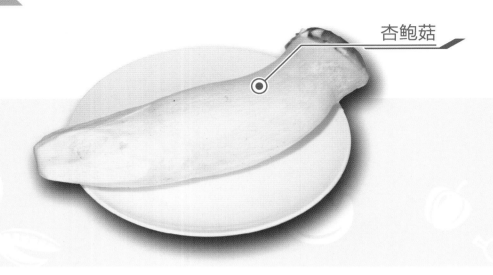

杏鲍菇

重　　量 : 238 克　　　　维生素B₁ : 0.8 毫克
可食部分 : 100 %　　　　叶　　酸 : 101.86 微克
热　　量 : 73.8 千卡　　　维生素B₃ : 8.76 毫克

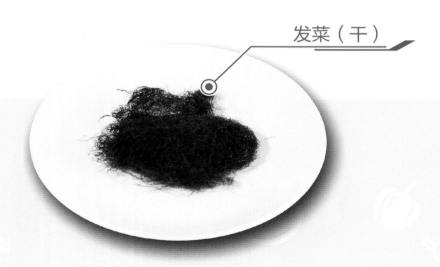

发菜（干）

重　　量 : 5 克　　　　膳食纤维 : 1.8 克
可食部分 : 100 %　　　钙　　　 : 52.4 毫克
热　　量 : 13 千卡　　　铁　　　 : 4.26 毫克

竹荪

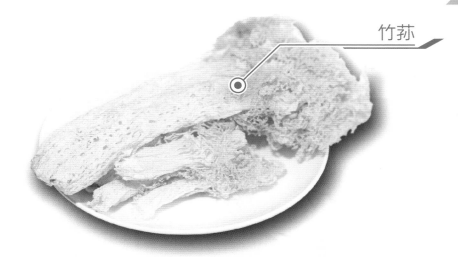

重　　量 : 10 克　　　维生素B$_2$: 0.2 毫克
可食部分 : 100 %　　　钾　　　　 : 1188.2 毫克
热　　量 : 15.5 千卡　　锰　　　　 : 0.85 毫克

海带

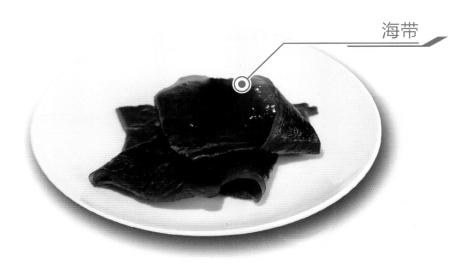

重　　量 : 30 克　　　维生素B$_2$: 0.05 毫克
可食部分 : 100 %　　　硒　　　　 : 2.86 微克
热　　量 : 3.6 千卡　　 碘　　　　 : 34.17 微克

紫菜

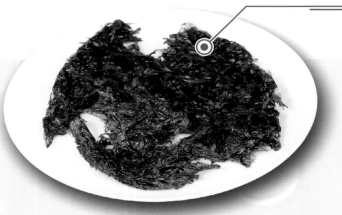

重　　量：3 克	铁　　：1.65 毫克
可食部分：100 %	钾　　：53.88 毫克
热　　量：7.5 千卡	碘　　：129.69 毫克

秋黄瓜

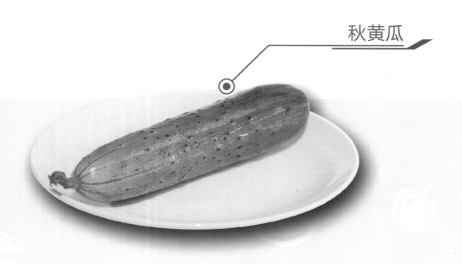

重　　量：130 克	胡萝卜素：47.84 微克
可食部分：92 %	维生素B$_6$：0.05 毫克
热　　量：14.4 千卡	维生素B$_1$：0.02 毫克

落葵（木耳菜）

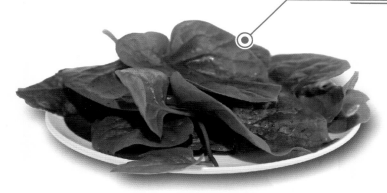

重　　量：50 克　　　胡萝卜素：767.6 微克
可食部分：76 %　　　镁　　　：23.56 毫克
热　　量：8.7 千卡　　铜　　　：0.03 毫克

马齿苋

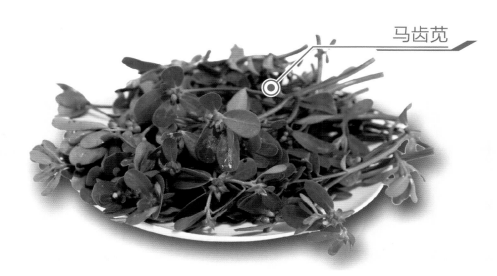

重　　量：100 克　　　胡萝卜素：2230 微克
可食部分：100 %　　　维生素A ：372 微克
热　　量：28 千卡　　维生素C ：23 毫克

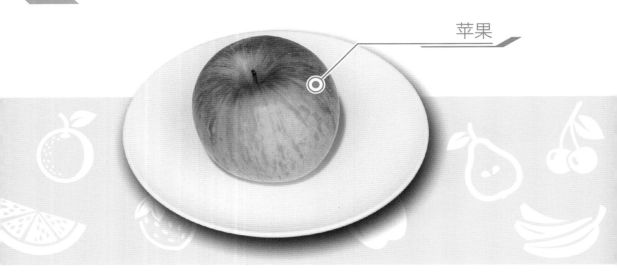

苹果

重　　量：277 克　　胡萝卜素：42.1 微克
可食部分：76 %　　维生素C：8.42 毫克
热　　量：113.7 千卡　维生素E：4.46 毫克

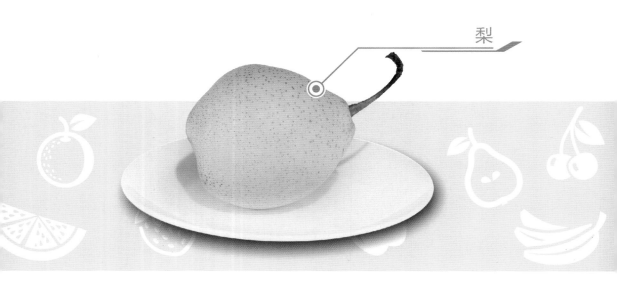

梨

重　　量：314 克　　膳食纤维：8 克
可食部分：82 %　　胡萝卜素：84.97 微克
热　　量：128.7 千卡　维生素C：15.54 毫克

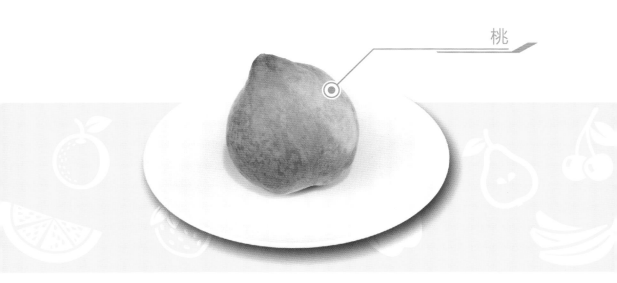

山楂

重　　量：82 克	胡萝卜素：62.32 微克
可食部分：76 %	维生素C：33.03 毫克
热　　量：63.6 千卡	维生素E：4.56 毫克

桃

重　　量：200 克	胡萝卜素：34.4 微克
可食部分：86 %	维生素C：12.04 毫克
热　　量：87.7 千卡	维生素E：2.65 毫克

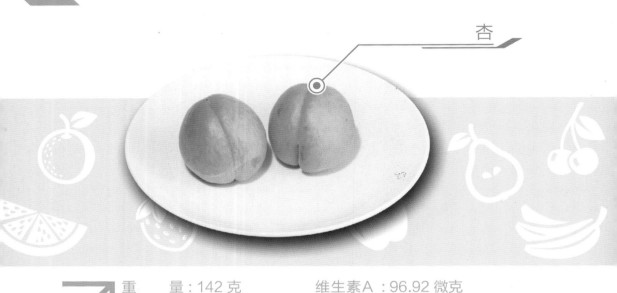

杏

重　　量：142 克　　　维生素A：96.92 微克
可食部分：91 %　　　胡萝卜素：581.49 微克
热　　量：49.1 千卡　　维生素C：5.17 毫克

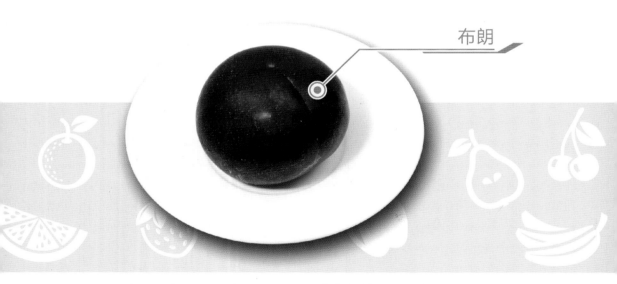

布朗

重　　量：130 克　　　膳食纤维：1.6 克
可食部分：87 %　　　胡萝卜素：52.03 微克
热　　量：46.4 千卡　　维生素B$_6$：0.03 毫克

大枣

重　　量：25 克
可食部分：88 %
热　　量：69.7 千卡

碳水化合物：17.8 克
膳食纤维：2.1 克
维生素B$_2$：0.3 毫克

冬枣

重　　量：100 克
可食部分：93 %
热　　量：97.7 千卡

膳食纤维：3.5 克
叶　　酸：27.81 微克
维生素C：225.99 毫克

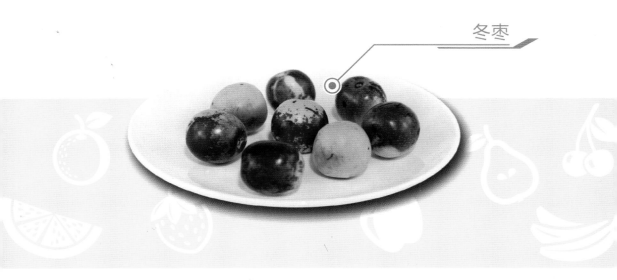

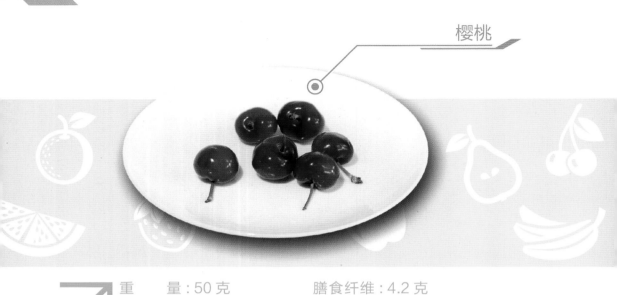

樱桃

重　　量：50 克　　膳食纤维：4.2 克
可食部分：80 %　　维生素C：4 毫克
热　　量：18.4 千卡　碳水化合物：29.3 克

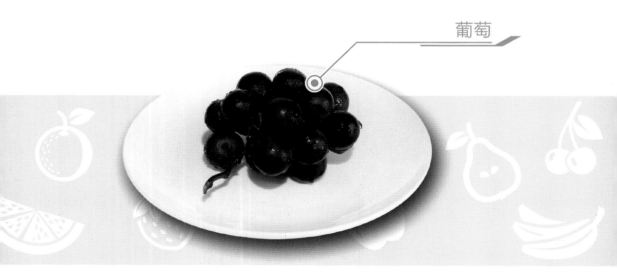

葡萄

重　　量：110 克　　胡萝卜素：47.3 微克
可食部分：86 %　　维生素C：23.65 毫克
热　　量：41.6 千卡　维生素B$_1$：0.04 毫克

葡萄干

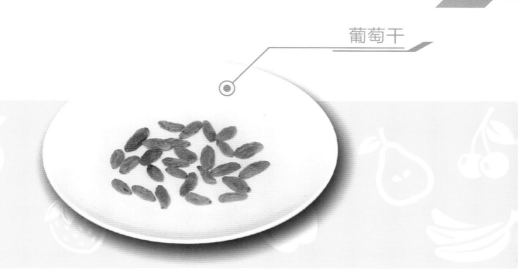

重　　量：20 克　　　碳水化合物：16.7 克
可食部分：100 %　　　钾　　　：199 毫克
热　　量：68.8 千卡　　铁　　　：1.82 毫克

桑葚

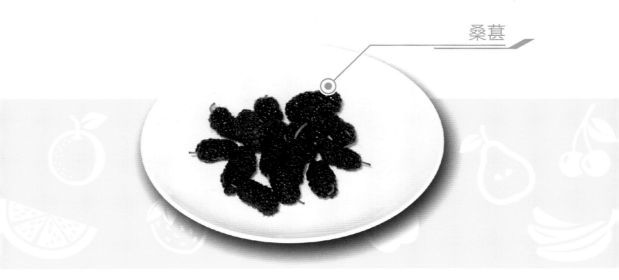

重　　量：50 克　　　膳食纤维：2.1 克
可食部分：100 %　　　胡萝卜素：15 微克
热　　量：27.5 千卡　　维生素E ：4.94 毫克

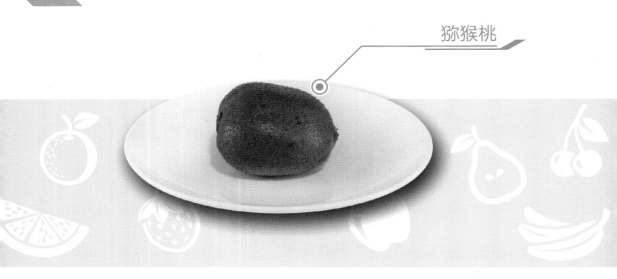

狝猴桃

重　　量：100 克　　胡萝卜素：107.9 微克
可食部分：83 %　　维生素C：51.46 毫克
热　　量：50.6 千卡　铜　　　：1.55 毫克

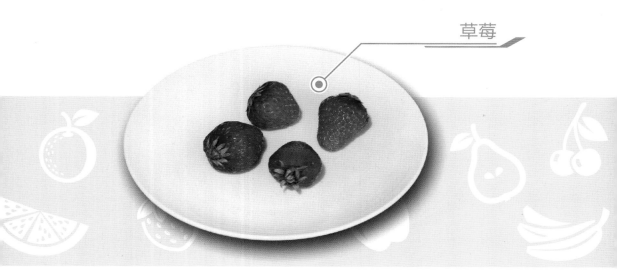

草莓

重　　量：55 克　　胡萝卜素：16.01 微克
可食部分：97 %　　维生素C：25.07 毫克
热　　量：17.1 千卡　锰　　　：0.26 毫克

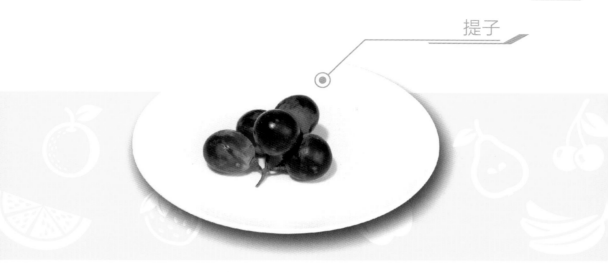

提子

重　　量 : 58 克　　　　叶　　酸 : 1.45 微克
可食部分 : 86 %　　　　胡萝卜素 : 4.49 微克
热　　量 : 25.9 千卡　　　维生素B$_6$: 0.04 毫克

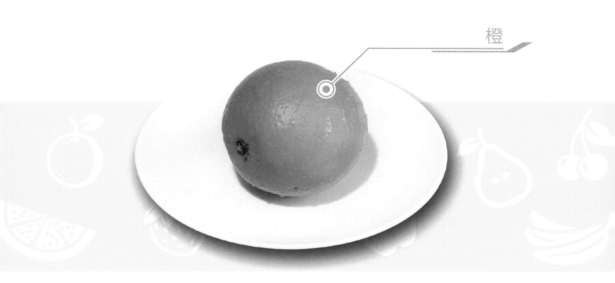

橙

重　　量 : 240 克　　　　胡萝卜素 : 284.16 微克
可食部分 : 74 %　　　　维生素C : 58.61 毫克
热　　量 : 85.2 千卡　　　维生素B$_1$: 0.09 毫克

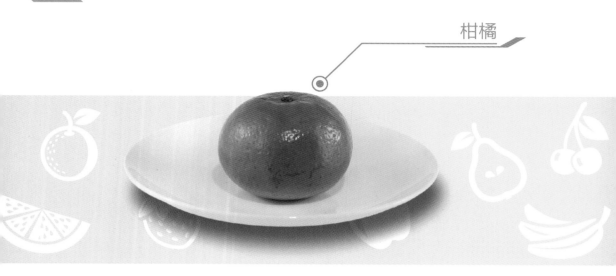

柑橘

重　　量：166 克
可食部分：77 %
热　　量：65.2 千卡

胡萝卜素：1137.6 微克
维生素C：35.79 毫克
维生素B$_1$：0.15 毫克

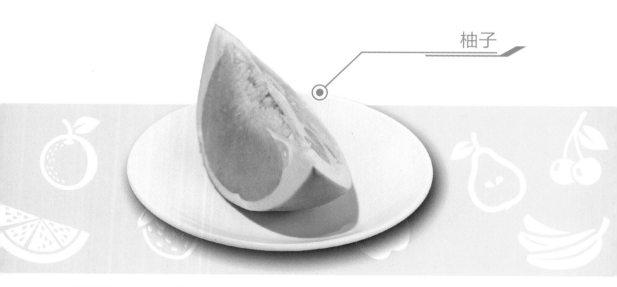

柚子

重　　量：271 克
可食部分：69 %
热　　量：78.5 千卡

胡萝卜素：18.7 微克
维生素C：43.01 毫克
铜　　　：0.34 毫克

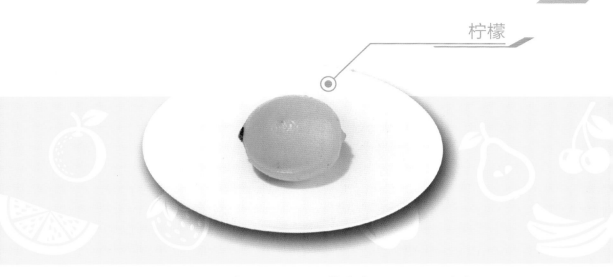

柠檬

重　　量：82 克	维生素C：11.91 毫克
可食部分：66 %	膳食纤维：0.7 克
热　　量：20 千卡	维生素E：0.62 毫克

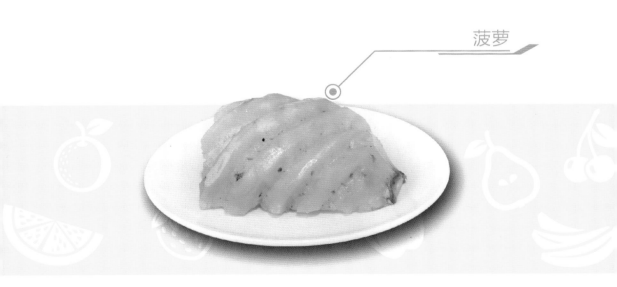

菠萝

重　　量：250 克	胡萝卜素：34 微克
可食部分：68 %	维生素C：30.6 毫克
热　　量：74.8 千卡	锰　　　：1.77 毫克

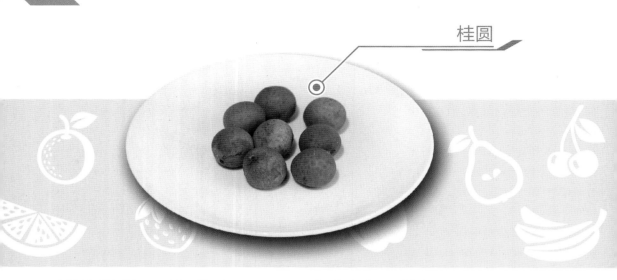

桂圆

重　　量：50 克　　　胡萝卜素：5 微克
可食部分：50 %　　　维生素B₂：0.04 毫克
热　　量：17.8 千卡　　维生素C：10.75 毫克

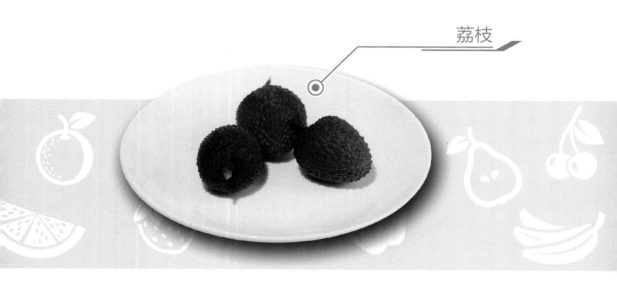

荔枝

重　　量：100 克　　　胡萝卜素：7.3 微克
可食部分：73 %　　　维生素B₁：0.07 毫克
热　　量：51.8 千卡　　维生素C：29.93 毫克

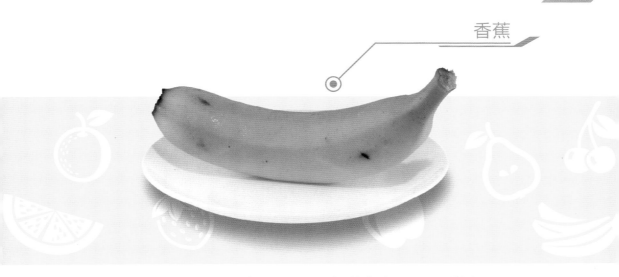

香蕉

重　　量 : 170 克　　胡萝卜素 : 60.18 微克
可食部分 : 59 %　　钾　　　　 : 256.77 毫克
热　　量 : 93.3 千卡　　维生素C : 8.02 毫克

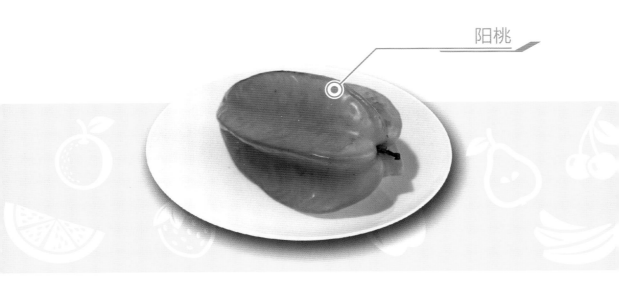

阳桃

重　　量 : 232 克　　膳食纤维 : 2.4 克
可食部分 : 88 %　　胡萝卜素 : 40.83 微克
热　　量 : 63.3 千卡　　维生素C : 14.29 毫克

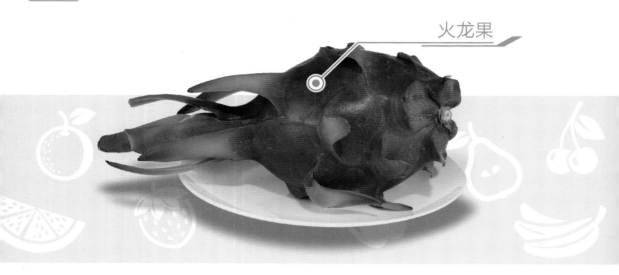

火龙果

重　　量：560 克　　膳食纤维：7.7 克
可食部分：69 %　　叶　　酸：108.58 微克
热　　量：197.1　千卡　　维生素B$_6$：0.15 毫克

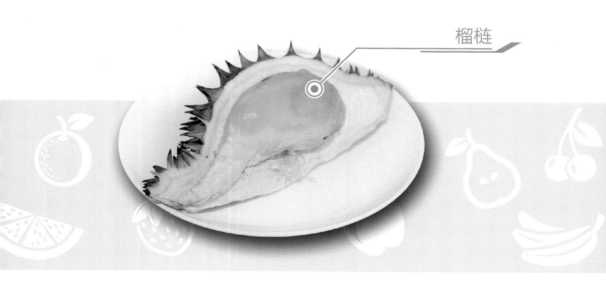

榴梿

重　　量：203 克　　叶　　酸：87.8 微克
可食部分：37 %　　维生素B$_6$：0.11 毫克
热　　量：110.4 千卡　　维生素B$_1$：0.15 毫克

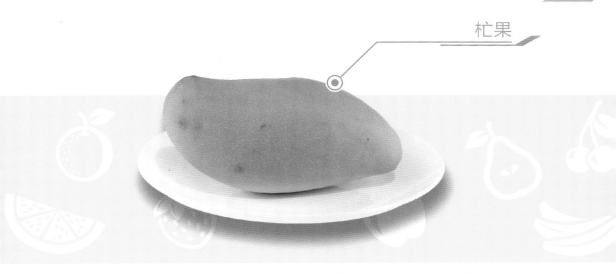

杧果

重　　量：278 克	维生素A：655.97 微克
可食部分：68 %	胡萝卜素：3932.03 微克
热　　量：94.5 千卡	维生素C：26.47 毫克

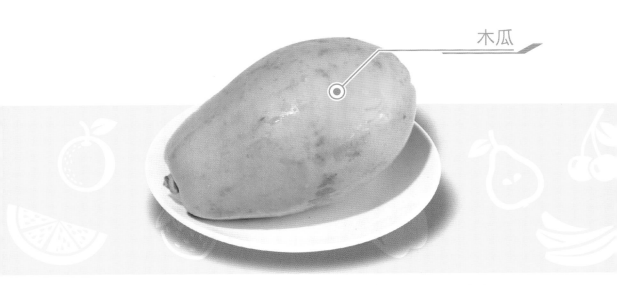

木瓜

重　　量：763 克	维生素C：210.51 毫克
可食部分：89 %	维生素B$_3$：8.83 毫克
热　　量：203.7 千卡	钾　　　：1235.92 毫克

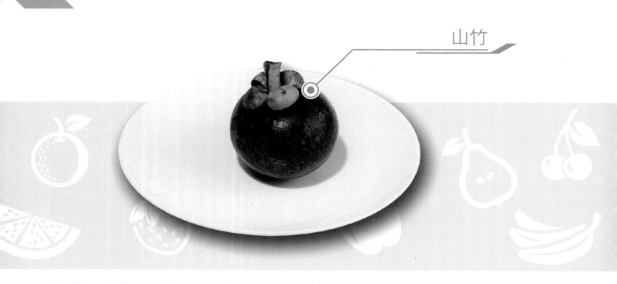

山竹

重　　量：132 克
可食部分：25 %
热　　量：22.8 千卡

叶　　酸：2.44 微克
维生素B$_6$：0.01 毫克
维生素B$_1$：0.05 毫克

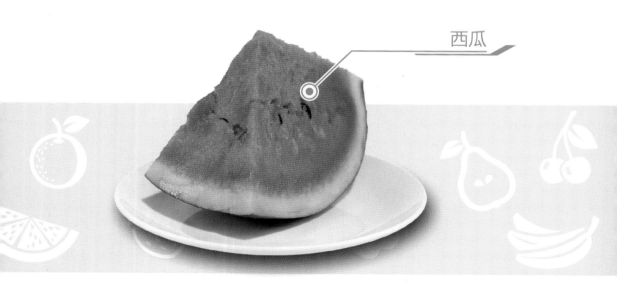

西瓜

重　　量：300 克
可食部分：56 %
热　　量：43.7 千卡

胡萝卜素：756 微克
维生素C：10.08 毫克
铜　　　：0.08 毫克

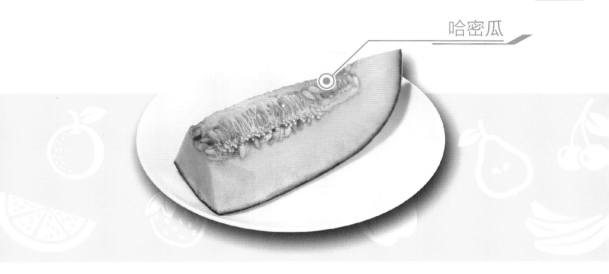

哈密瓜

重　　量：100 克　　　　维生素A ：108.63 微克
可食部分：71 %　　　　胡萝卜素：653.2 微克
热　　量：24.1 千卡　　　维生素C ：8.52 毫克

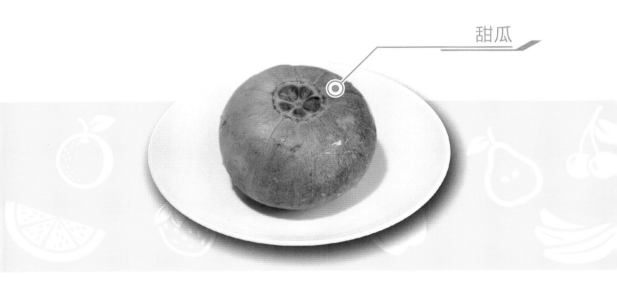

甜瓜

重　　量：297 克　　　　胡萝卜素：69.5 微克
可食部分：78 %　　　　维生素B$_2$：0.07 毫克
热　　量：62.5 千卡　　　维生素C ：34.75 毫克

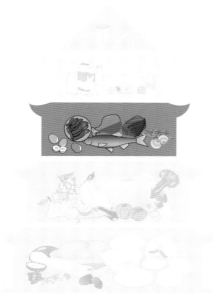

盐	<6 克
油	25~30 克
奶及奶制品	300 克
大豆及坚果类	25~35 克
畜禽肉	40~75 克
水产品	40~75 克
蛋 类	40~50 克
蔬菜类	300~500 克
水果类	200~350 克
谷薯类	250~400 克
全谷物和杂豆	50~150 克
薯类	50~100 克

每天活动6000 步

水1500~1700 毫升

畜禽肉、水产品、蛋类

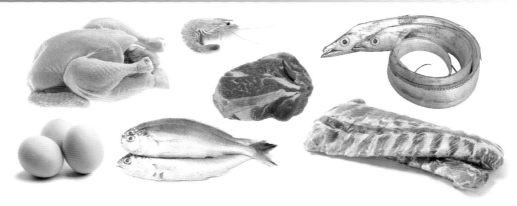

　　鱼、禽、蛋和瘦肉、海鲜均属于动物性食物，富含优质蛋白质、脂类、脂溶性维生素、B族维生素和矿物质等，是平衡膳食的重要组成部分。动物性食物蛋白质的含量普遍较高，其氨基酸组成更符合人体需要，利用率高；但脂肪含量较多，能量高，有些含较多的饱和脂肪酸和胆固醇。

　　鱼类脂肪含量相对较低，且含有较多的不饱和脂肪酸，有些鱼类二十碳五烯酸（EPA）和二十二碳六烯酸（DHA），对预防血脂异常和心血管疾病有一定作用；禽类脂肪含量也相对低，其脂肪酸组成优于畜类脂肪；蛋类各种营养成分比较齐全，营养价值高，但胆固醇含量也高；畜肉类脂肪含量较高，尤其是饱和脂肪酸含量高，但瘦肉脂肪含量较低，且铁含量丰富，利用率高。

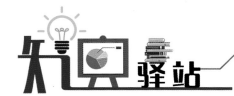

"吃"也是有学问的！ 一起来了解下吧！

小贴士

肉禽蛋鱼

　　鱼、禽、蛋和瘦肉、海鲜等均属于动物性食物，富含优质蛋白质、脂类、脂溶性维生素、B族维生素和矿物质等，是平衡膳食的重要组成部分。动物性食物蛋白质的含量普遍较高，其氨基酸的组成更符合人体需要，利用率高。

肉禽蛋鱼类提供的主要营养素		
种 类	营养素名称	主要品种
肉禽鱼虾	优质蛋白质、脂类、脂溶性维生素、维生素B$_6$、维生素B$_{12}$和硒等，鱼油含有DHA和EPA脂肪酸	常见水产包括鱼、虾、蟹、贝；常见家畜有猪、牛、羊等；常见家禽有鸡、鸭、鹅等
蛋	优质蛋白质、脂类、磷脂、维生素和矿物质	鸡蛋、鸭蛋、鹅蛋、鹌鹑蛋等

118

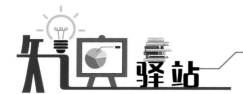

小贴士　选择动物性食物摄入的优先法则

动物性食物富含的优质蛋白质、脂类、脂溶性维生素、B族维生素和矿物质等是人体营养的重要组成部分。但其含脂肪多，能量高，有些含较多的饱和脂肪酸和胆固醇，摄入过多可增加肥胖和心血管疾病发生风险。所以需要食者根据自身条件合理选择，适当摄入。为此给出以下优选原则：

首选鱼类。脂肪含量相对较低，且含较多的不饱和脂肪酸，有些鱼类含二十碳五烯酸（EPA）和二十二碳六烯酸（DHA），对预防血脂异常和心血管疾病有一定作用。

次选禽类。脂肪含量相对低，其脂肪酸组成优于畜类脂肪。

三选畜肉类。脂肪含量较多，尤其是饱和脂肪酸含量高，摄入过多会引发肥胖，也是某些慢性病的危险因素，但瘦肉脂肪含量较低，铁含量丰富，利用率高，故吃畜肉应选瘦肉。

最后提醒：少吃肥肉，少吃或不吃烟熏、烧烤和腌制肉制品。

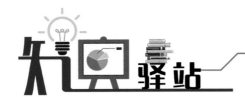

鱼、肉、蛋摄入与人体健康的证据

项　目	与　健　康　的　关　系	可信等级
鱼肉	可降低心血管疾病发病风险	B
	可降低脑卒中的发病风险	B
禽肉	与结直肠癌的发病无关	B
	与心血管疾病发病风险无关	B
鸡蛋	鸡蛋摄入（每周3~4个）对血清胆固醇的影响微弱	B
	适量摄入与心血管疾病（冠心病和脑卒中等）发病风险无关	B
大豆	过多摄入可增加男性全死因死亡风险	B
	过多摄入可增加2型糖尿病发病风险	B
	过多摄入可增加结直肠癌的发病风险	B
	过多摄入可增加肥胖的发病风险	B
	增加摄入可降低贫血的发病风险	B
烟熏肉	过多摄入可增加胃癌的发病风险	B
	过多摄入可增加食管癌的发病风险	B

（A级：确信的证据；B级：很可能的证据；C级：可能的证据；D级：证据不足）

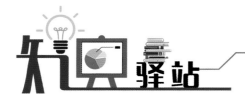

小贴士　　肉类食物生重估算参考

烤鸭、肉松、大排等食物能量密度较高，与瘦肉相比，提供等量蛋白质时，能量是其2~3倍，因此在选择这些食物时应注意总能量的控制。

肉类食物以可食部百分比及同类畜、禽生肉的蛋白质折算出相当于50克生鲜肉的肉类食物。

相当于50克可食重量	
食 物 名 称	食 物 重 量 （ 克 ）
瘦猪肉（生）	50
猪排骨（生）	85
猪肉松	30
广式香肠	55
肉肠（火腿肠）	55
酱肘子	35
瘦牛肉（生）	50
酱牛肉	35
牛肉干	30
羊肉（生）	50
整鸡、鸭、鹅（生）	75
烧鸡、烧鸭、烧鹅	60
鸡肉、鸭肉（生）	50
鸡腿（生）	90
鸡翅（生）	80
炸鸡	70
烤鸭	55

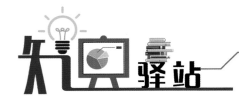
小贴士　鱼虾类食物生重估算参考

鱼虾类食物按照市场上购买产品（以下简称为"市品"）的可食部百分比折算出相当于50克鱼虾类食物的可食部重量。

相当于50克可食重量	
食 物 名 称	食 物 重 量 （ 克 ）
草鱼	85
鲤鱼	90
鲢鱼	80
鲫鱼	95
鲈鱼	85
鳊鱼（武昌鱼）	85
鳙鱼（胖头鱼、鲢鱼）	80
鲳鱼（平鱼）	70
大黄鱼	75
带鱼	65
鲅鱼	60
墨鱼	70
蛤蜊	130
虾	80
蟹	105

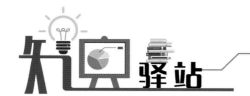

"吃" 也是有学问的!
一起来了解下吧!

小贴士　　吃鸡蛋有讲究

　　蛋类所含各种营养成分比较齐全，营养价值高，但胆固醇含量也高，摄入量不宜过多。一般人每天一个鸡蛋是安全的。特别提醒：吃鸡蛋不要弃黄，营养都在其中。

鸡蛋黄和鸡蛋清营养素含量比较（每100克可食部）

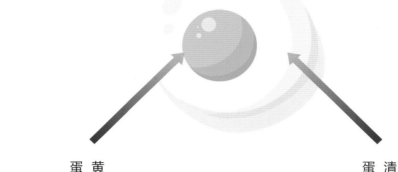

蛋　黄		蛋　清	
蛋白质	15.2 g	蛋白质	11.6 g
脂肪	28.2 g	脂肪	0.1 g
胆固醇	1510 mg	胆固醇	0 mg
维生素A	438 μgRE	维生素A	0 μgRE
维生素B_1	0.33 mg	维生素B_1	0.04 mg
维生素B_2	0.29 mg	维生素B_2	0.31 mg
钙	112 mg	钙	9 mg
锌	3.79 mg	锌	0.02 mg

您吃鸡蛋还要扔掉蛋黄吗？

摄入重点提示

《中国居民膳食指南》重点推荐：适量吃鱼、禽、蛋和瘦肉。

鱼、禽、蛋和瘦肉均属于动物性食物，富含优质蛋白质、脂类、脂溶性维生素、B 族维生素和矿物质等，是平衡膳食的重要组成部分。动物性食物蛋白质的含量普遍较高，其氨基酸组成更符合人体需要，利用率高；但脂肪含量较多，能量高，有些还含较多的饱和脂肪酸和胆固醇，摄入过多可增加肥胖和心血管疾病发生风险，应适当摄入。

建议成人每天 120~200 克动物性食品，即平均每天吃鱼类40~75 克，畜禽肉类 40~75 克，蛋类 40~50 克。在选择食物时优先选择鱼和禽，吃蛋不弃蛋黄，吃畜肉应选瘦肉，少吃肥肉，少吃或不吃烟熏、烧烤和腌制肉制品。

表　2010-2012 年中国不同地区居民食物摄入量（克 / 标准人日，以《中国居民膳食营养素参考摄入量》2000 版为标准折算）

	合计	城市小计	农村小计	大城市	中小城市	普通农村	贫困农村
猪肉	64.3	68.8	59.9	81.5	66.8	66.4	45.4
其他畜肉	8.2	10.5	6.0	17.2	9.4	4.9	8.4
动物内脏	2.5	2.9	2.2	3.8	2.7	2.5	1.8
禽肉	14.7	16.3	13.1	17.6	16.1	15.4	8.0
蛋类	24.3	29.5	19.4	38.5	28.0	20.2	17.6
鱼虾类	23.7	32.4	15.4	38.1	31.5	19.1	7.2

注：标准人指 18 岁从事轻体力活动的成年男子，能量需要量为 2400kcal（《中国居民膳食营养素参考摄入量》2000 版）

表　2010-2012 年中国不同地区 18 岁及以上居民食物摄入频率的分布（%）

	频率	合计	城市小计	农村小计	大城市	中小城市	普通农村	贫困农村
禽畜、肉类	≥ 3 次 / 天	2.6	3.3	2.0	3.9	2.8	2.5	1.1
	2 次 / 天	8.6	10.8	6.2	12.4	9.6	8.0	3.5
	1 次 / 天	29.0	35.0	23.0	42.5	29.0	27.1	16.5
	4~6 次 / 周	21.2	22.3	20.2	22.6	22.0	20.5	19.8
	1~3 次 / 周	26.8	22.1	31.5	15.1	27.6	28.9	35.7
	< 1 次 / 周	11.7	6.6	17.1	3.5	9.0	13.1	23.3
蛋类	≥ 1 次 / 天	25.8	34.4	17.2	45.3	25.7	18.7	14.6
	4~6 次 / 周	12.7	14.4	10.9	14.7	14.2	11.7	9.7
	1~3 次 / 周	43.7	38.9	48.6	32.2	44.3	48.7	48.4
	< 1 次 / 周	17.7	12.3	23.4	7.9	15.8	20.8	27.4
鱼虾类	≥ 1 次 / 天	6.1	10.1	2.1	10.4	9.8	2.9	0.8
	4~6 次 / 周	11.0	16.5	5.4	20.6	13.3	7.4	2.2
	1~3 次 / 周	31.8	39.1	24.4	44.9	34.5	29.7	16.0
	1 次 / 月 ~1 次 / 周 *	28.7	23.4	34.0	18.7	27.2	35.4	31.8
	< 1 次 / 月	22.4	10.8	34.0	5.5	15.1	24.5	49.1

注：* 不含 1 次 / 周

摘自《中国居民营养与健康状况监测》—2010-2013 年综合报告（北京大学医学出版社）

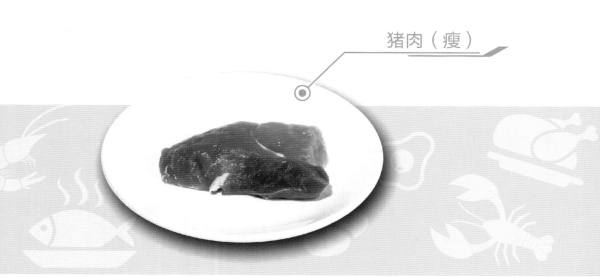

猪肉（肥瘦相间）

重　　量：50 克　　　　脂　　肪：18.5 克
可食部分：100 %　　　　蛋 白 质：13.2 克
热　　量：197.5 千卡　　维生素B₁：0.11 毫克

猪肉（瘦）

重　　量：115 克　　　　蛋 白 质：23.3 克
可食部分：100 %　　　　维生素B₁：0.62 毫克
热　　量：164.5 千卡　　锌　　　　：3.44 毫克

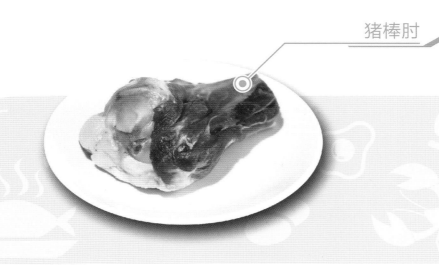

猪棒肘

重　　量：345 克　　　　脂　　肪：37 克
可食部分：67 %　　　　　维生素B₃：15.26 毫克
热　　量：573.3 千卡　　蛋 白 质：38.1 克

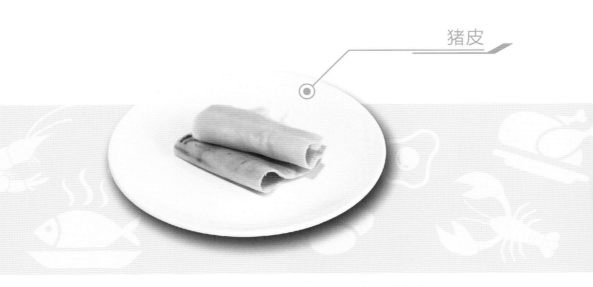

猪皮

重　　量：52 克　　　　　脂　　肪：14.6 克
可食部分：100 %　　　　　蛋 白 质：14.2 克
热　　量：188.8 千卡　　维生素B₁₂：2.4 微克

猪小排

重　　量：100 克　　　　脂　　肪：19.6 克
可食部分：60 %　　　　　维生素B$_1$：0.18 毫克
热　　量：210.6 千卡　　锌　　　：1.32 毫克

猪心

重　　量：185 克　　　　维生素B$_2$：0.86 毫克
可食部分：97 %　　　　　维生素B$_3$：12.2 毫克
热　　量：213.5 千卡　　锌　　　：3.41 毫克

猪血

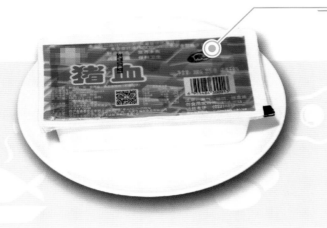

重　　量：300 克　　　　蛋 白 质：36.6 克
可食部分：100 %　　　　铁　　　　：26.1 毫克
热　　量：165 千卡　　　　硒　　　　：23.82 微克

猪肚

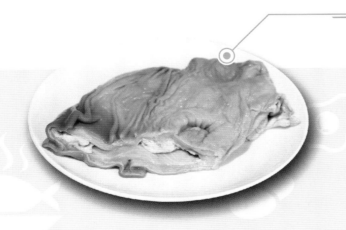

重　　量：180 克　　　　维生素B$_2$：0.4 毫克
可食部分：100 %　　　　锌　　　　：3.47 毫克
热　　量：174.6 千卡　　　蛋 白 质：25.4 克

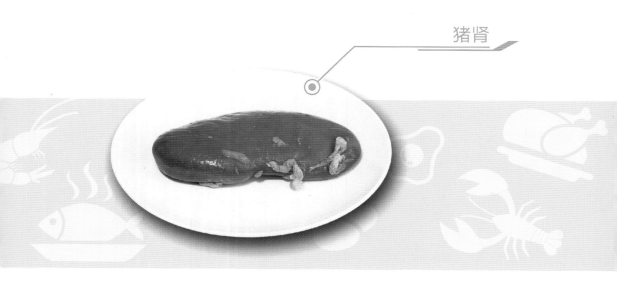

猪肝

重　　量：155 克　　　维生素A ：10078.1 微克
可食部分：100 %　　　叶　　酸：658.91 微克
热　　量：195.3 千卡　维生素B$_2$：3.13 毫克

猪肾

重　　量：155 克　　　硒　　　：242.72 微克
可食部分：100 %　　　维生素B$_2$：1.83 毫克
热　　量：127.1 千卡　锌　　　：4.88 毫克

猪蹄（熟）

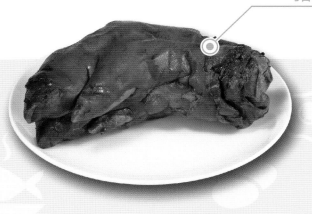

重　　量：410 克　　　蛋 白 质：41.6 克
可食部分：43 %　　　脂　　　肪：30 克
热　　量：458.4 千卡　维生素B₁：0.23 毫克

酱排骨

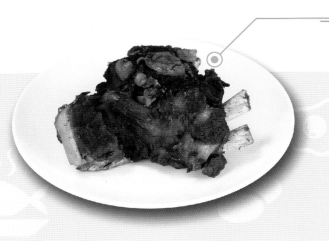

重　　量：180 克　　　蛋 白 质：31.2 克
可食部分：80 %　　　脂　　　肪：38.4 克
热　　量：527 千卡　　锌　　　：4.94 毫克

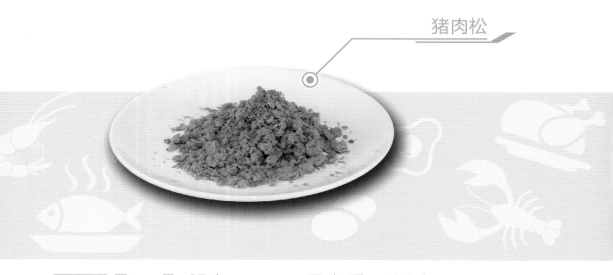

猪肉松

重　　量：35 克　　　蛋 白 质：14.6 克
可食部分：100 %　　　钠　　　：675.22 毫克
热　　量：130.6 千卡　　锌　　　：1.55 毫克

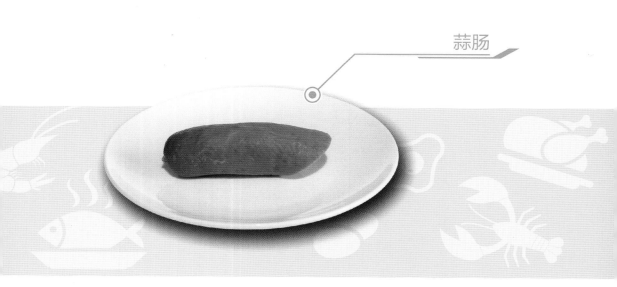

蒜肠

重　　量：65 克　　　脂　　肪：16.5 克
可食部分：100 %　　　钠　　　：364.88 毫克
热　　量：200.9 千卡　　锌　　　：1.17 毫克

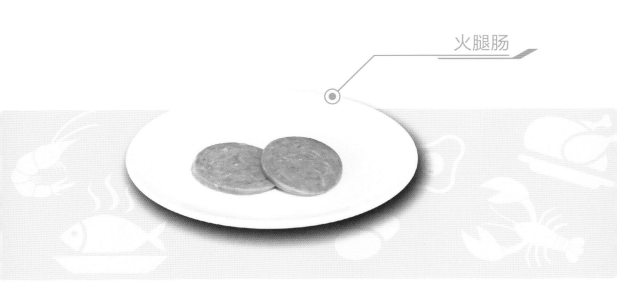

香肠

重　　量 : 30 克	脂　　肪 : 12.2 克
可食部分 : 100 %	钠　　　 : 692.76 毫克
热　　量 : 152.4 千卡	锌　　　 : 2.28 毫克

火腿肠

重　　量 : 30 克	蛋 白 质 : 3.6 克
可食部分 : 100 %	脂　　肪 : 4.4 克
热　　量 : 64.5 千卡	钠　　　 : 335.86 毫克

牛肉（肥瘦相间）

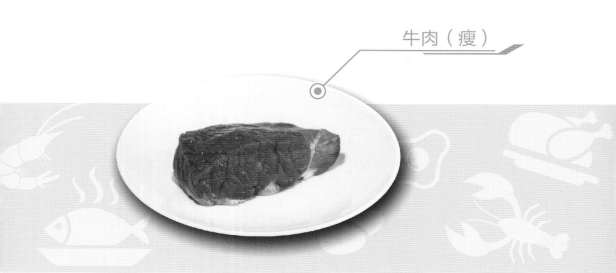

重　　量：142 克　　蛋 白 质：28 克
可食部分：99 %　　锌　　　　：6.65 毫克
热　　量：175.7 千卡　维生素B$_3$：7.87 毫克

牛肉（瘦）

重　　量：117 克　　蛋 白 质：23.6 克
可食部分：100 %　　锌　　　　：4.34 毫克
热　　量：124 千卡　维生素B$_3$：7.37 毫克

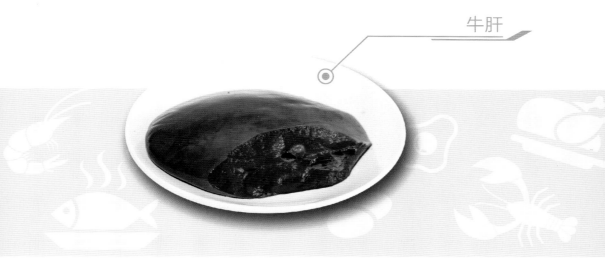

牛肝

重　　量：294 克　　　维生素A：59446.8 微克
可食部分：100 %　　　维生素B$_2$：3.82 毫克
热　　量：408.7 千卡　维生素B$_3$：34.99 毫克

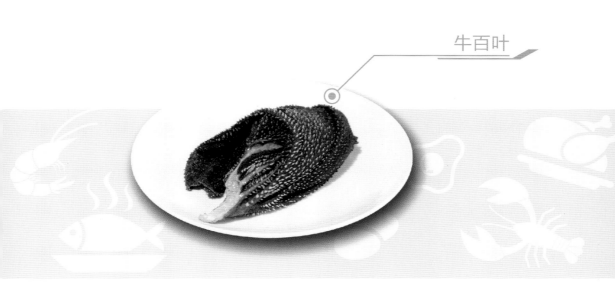

牛百叶

重　　量：100 克　　　锌　　　　：7.03 毫克
可食部分：100 %　　　叶　　酸：15.7 微克
热　　量：70 千卡　　　蛋 白 质：13.2 克

牛肉干

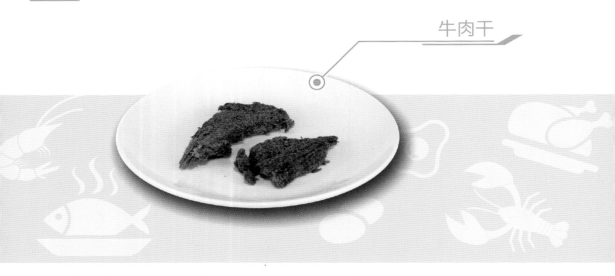

重　　量 : 25 克	维生素B₃ : 3.8 毫克
可食部分 : 100 %	蛋 白 质 : 11.4 克
热　　量 : 137.5 千卡	锌　　　 : 1.82 毫克

牛肉松

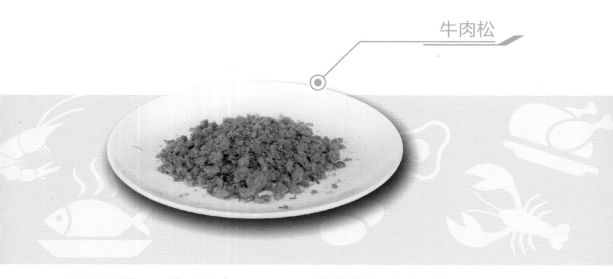

重　　量 : 30 克	维生素E : 5.47 毫克
可食部分 : 100 %	钠　　　 : 583.71 毫克
热　　量 : 133.5 千卡	铁　　　 : 1.38 毫克

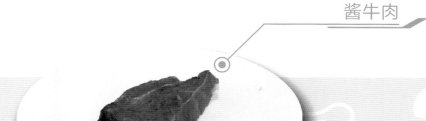

酱牛肉

重　　量：50 克　　　　锌　　　　：6.8 毫克
可食部分：100 %　　　　蛋 白 质：16.6 克
热　　量：114.5 千卡　　钠　　　　：463 毫克

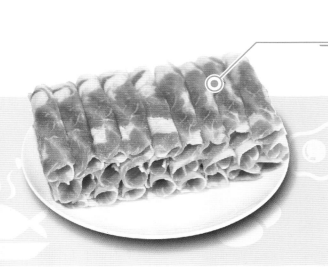

羊肉片

重　　量：190 克　　　　蛋 白 质：34.2 克
可食部分：100 %　　　　锌　　　　：4.07 毫克
热　　量：224.2 千卡　　硒　　　　：11.74 微克

羊肚（熟）

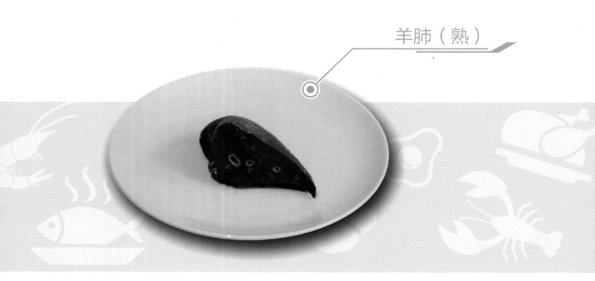

重　　量：108 克　　　锌　　　　：4.02 毫克
可食部分：100 %　　　蛋 白 质：18.8 克
热　　量：134 千卡　　　维生素B$_2$：0.26 毫克

羊肺（熟）

重　　量：50 克　　　　铁　　　　：5.54 毫克
可食部分：100 %　　　磷　　　　：122.12 毫克
热　　量：68.2 千卡　　　蛋 白 质：11.5 克

羊肝（熟）

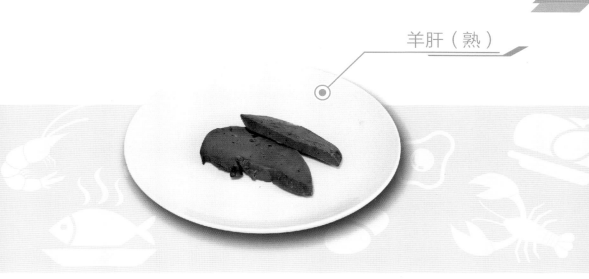

重　　量：30 克　　　维生素A：9018 微克
可食部分：100 %　　维生素B₃：9.5 毫克
热　　量：40.2 千卡　　铜　　　：1.94 毫克

羊心（熟）

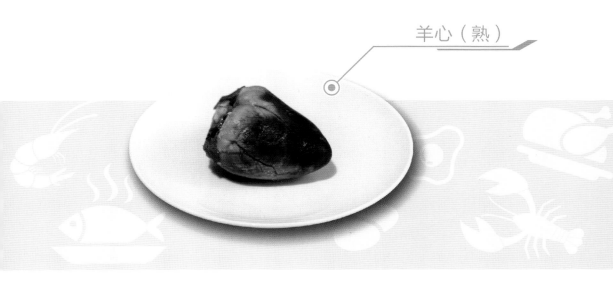

重　　量：117 克　　　维生素B₃：9.35 毫克
可食部分：100 %　　维生素B₂：0.67 毫克
热　　量：132.2 千卡　硒　　　：27.9 微克

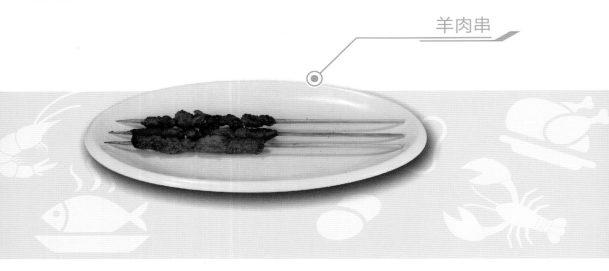

羊肉串

重　　量	：55 克	蛋 白 质	：14.3 克
可食部分	：100 %	维生素B$_3$	：3.47 毫克
热　　量	：113.3 千卡	铁	：4.68 毫克

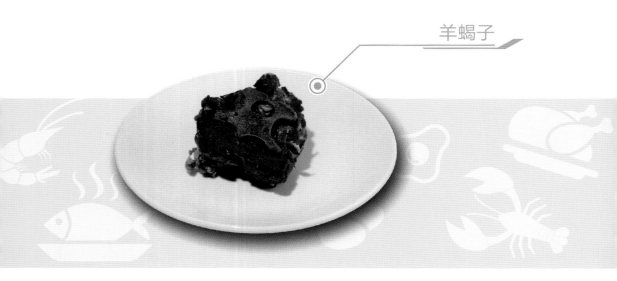

羊蝎子

重　　量	：138 克	锌	：3.2 毫克
可食部分	：43 %	蛋 白 质	：18.7 克
热　　量	：105 千卡	脂　　肪	：10.1 克

驴肉（熟）

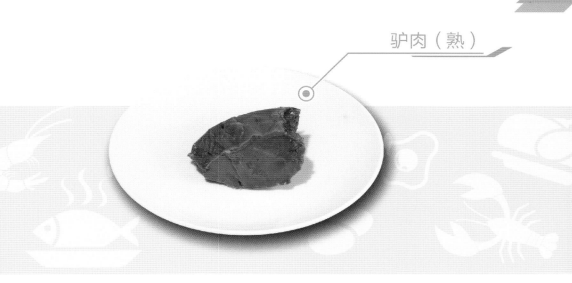

重　　量：70 克　　　　锌　　　　：5.46 毫克
可食部分：100 %　　　　蛋 白 质：19.7 克
热　　量：116.9 千卡　　钠　　　　：614.04 毫克

鸡

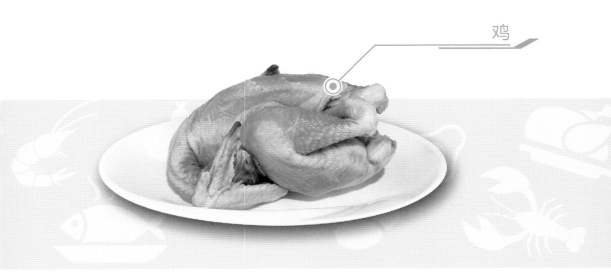

重　　量：1160 克　　　维生素B$_3$：42.87 毫克
可食部分：66 %　　　　蛋 白 质：147.8 克
热　　量：1278.6 千卡　脂　　肪：11.2 克

鸡胸脯肉

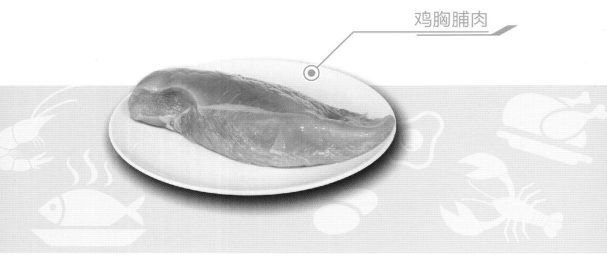

重　　量：230 克　　蛋 白 质：56.6 克
可食部分：100 %　　维生素B$_6$：1.15 毫克
热　　量：271.4 千卡　维生素B$_3$：27.51 毫克

鸡腿

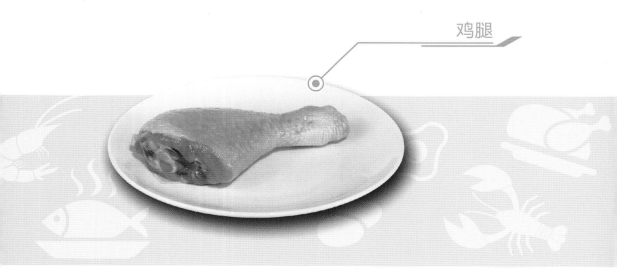

重　　量：115 克　　维生素B$_6$：0.12 毫克
可食部分：74 %　　叶　　酸：13.53 微克
热　　量：124.2 千卡　蛋 白 质：17.2 克

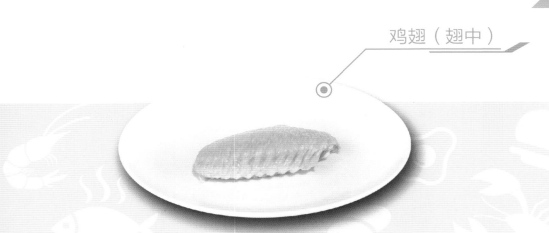

鸡翅（翅中）

重　　量：45 克　　　蛋 白 质：5.9 克
可食部分：69 %　　　维生素B$_6$：0.08 毫克
热　　量：62.7 千卡　维生素B$_3$：1.35 毫克

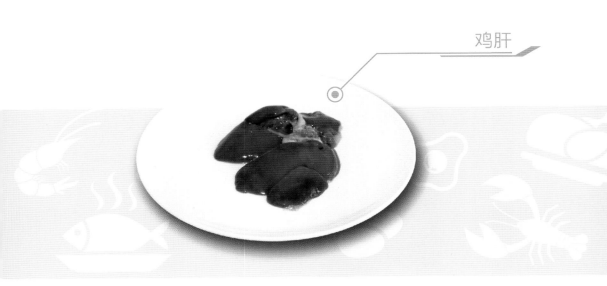

鸡肝

重　　量：57 克　　　维生素A ：5935.98 微克
可食部分：100 %　　　维生素B$_3$：6.78 毫克
热　　量：69 千卡　　维生素B$_2$：0.63 毫克

鸡肉松

重　　量：20 克	维生素E：2.92 毫克
可食部分：100 %	钠　　：337.56 毫克
热　　量：88 千卡	铁　　：1.42 毫克

扒鸡

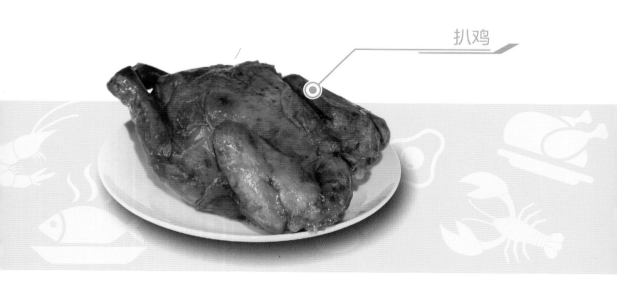

重　　量：500 克	蛋 白 质：90.1 克
可食部分：77 %	钠　　：2437.82 毫克
热　　量：793 千卡	磷　　：1181.95 毫克

鸭腿

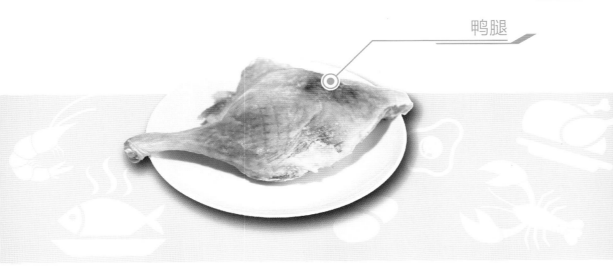

重　　量：310 克　　　维生素B$_3$：8.85 毫克
可食部分：68 %　　　维生素B$_2$：41.5 毫克
热　　量：505.9 千卡　硒　　　：25.82 微克

鸭胸脯

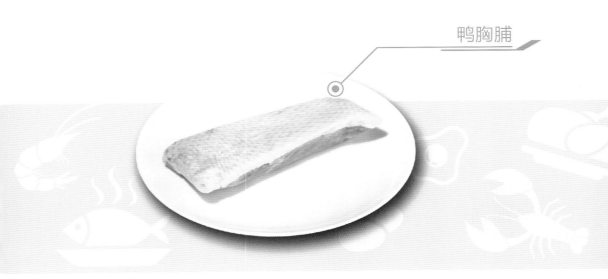

重　　量：142 克　　　维生素B$_3$：5.96 毫克
可食部分：100 %　　　硒　　　：17.92 微克
热　　量：127.8 千卡　蛋 白 质：21.3 克

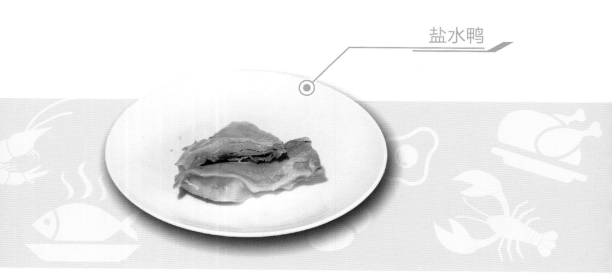

鸭血

重　　量：300 克	维生素A ：171 微克
可食部分：100 %	铁　　　：95.4 毫克
热　　量：168 千卡	蛋 白 质：39.6 克

盐水鸭

重　　量：65 克	脂　　肪：13.7 克
可食部分：81 %	钠　　　：820 毫克
热　　量：164.8 千卡	硒　　　：8.09 微克

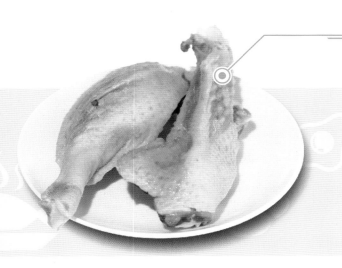

鹅

重　　量 : 334 克	脂　　肪 : 41.9 克
可食部分 : 63 %	维生素B$_3$: 10.31 毫克
热　　量 : 528.2 千卡	硒　　　 : 37.2 微克

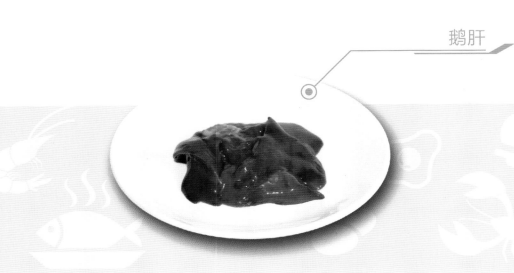

鹅肝

重　　量 : 90 克	维生素A : 5490 微克
可食部分 : 100 %	铜　　 : 7 毫克
热　　量 : 116.1 千卡	铁　　 : 7.02 毫克

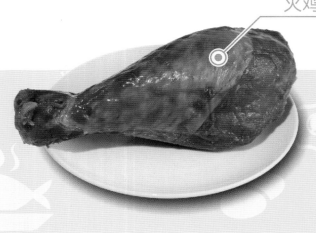

火鸡腿（熟）

重　　量：487 克	叶　　酸：36 微克
可食部分：85 %	钠　　　：4433 毫克
热　　量：414 千卡	维生素B$_6$：0.33 毫克

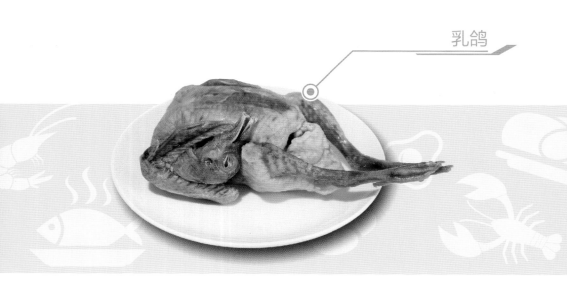

乳鸽

重　　量：354 克	维生素B$_{12}$：15.6 微克
可食部分：56 %	钙　　　：1716.76 毫克
热　　量：697.8 千卡	磷　　　：1135.92 毫克

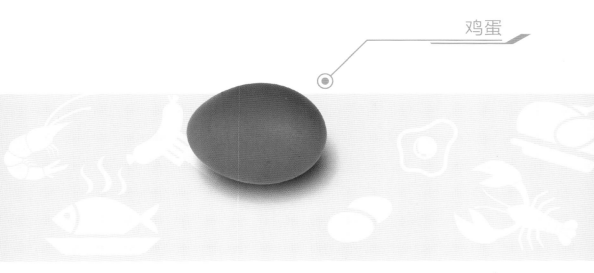

鸡蛋

重　　量：55 克　　　　维生素A ：113.26 微克
可食部分：88 %　　　　维生素B$_2$：0.13 毫克
热　　量：69.7 千卡　　蛋 白 质 ：6.4 克

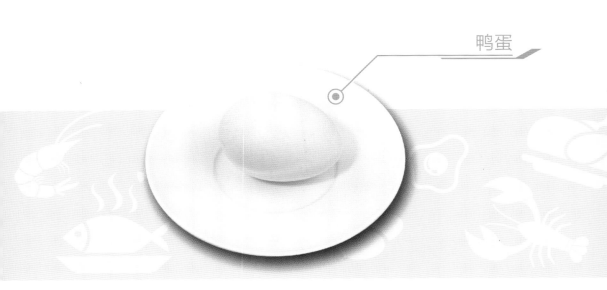

鸭蛋

重　　量：71 克　　　　维生素A ：161.22 微克
可食部分：87 %　　　　维生素B$_2$：0.22 毫克
热　　量：111.2 千卡　硒　　　　：9.69 微克

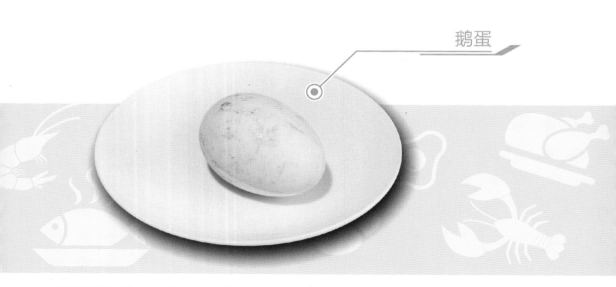

松花蛋

重　　量：81 克	硒　　　　：18.4 微克
可食部分：90 %	维生素A：156.7 微克
热　　量：124.7 千卡	钠　　　　：1668.33 毫克

鹅蛋

重　　量：131 克	硒　　　　：31.05 微克
可食部分：87 %	维生素A：218.8 微克
热　　量：223.4 千卡	铁　　　　：4.67 毫克

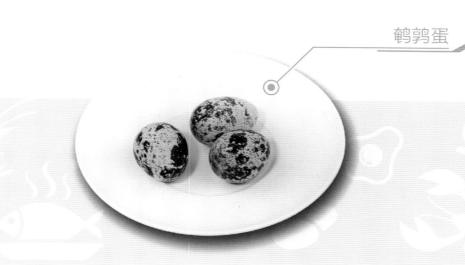

鹌鹑蛋

重　　量：35 克
可食部分：86 %
热　　量：48.2 千卡

硒　　　　：7.67 微克
维生素B$_2$：0.15 毫克
维生素A ：101.44 微克

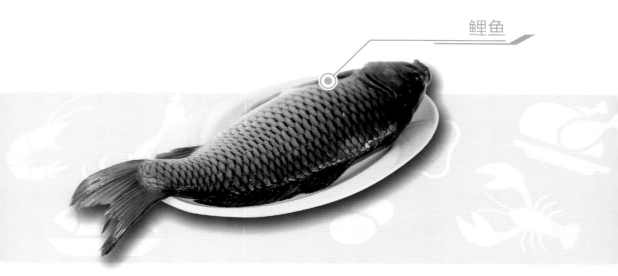

鲤鱼

重　　量：925 克
可食部分：54 %
热　　量：544.5 千卡

硒　　　　：76.82 微克
蛋 白 质：87.9 克
钾　　　　：1668.33 毫克

罗非鱼

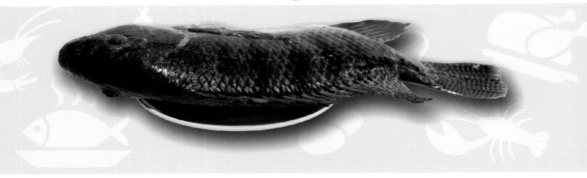

重　　量：1167 克　　　钾　　　　：1854 毫克
可食部分：55 %　　　　蛋 白 质：118.1 克
热　　量：629 千卡　　　维生素B$_3$：21.18 毫克

银鱼

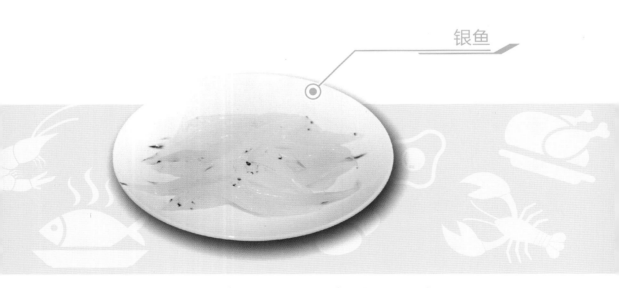

重　　量：100 克　　　蛋 白 质：17.2 克
可食部分：100 %　　　胆 固 醇：361 毫克
热　　量：105 千卡　　　硒　　　　：9.45 微克

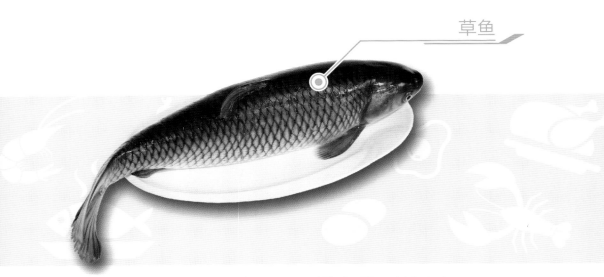

鳜鱼

重　　量：890 克
可食部分：61 %
热　　量：635.2 千卡

硒　　　　：143.87 微克
维生素B₃：32.03 毫克
蛋 白 质：108 克

草鱼

重　　量：1150 克
可食部分：58 %
热　　量：640.3 千卡

蛋 白 质：118.1 克
维生素B₆：0.67 毫克
叶　　酸：103.39 微克

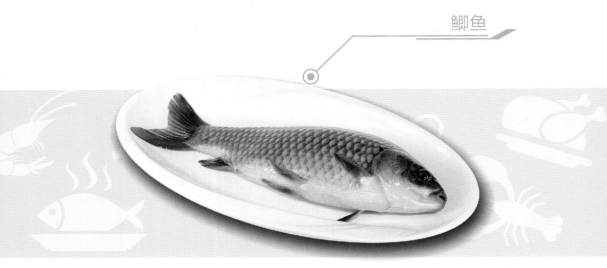

鲫鱼

重　　量：300 克　　　蛋 白 质：29.2 克
可食部分：54 %　　　维生素B$_6$：0.16 毫克
热　　量：144.2 千卡　硒　　　：37.2 微克

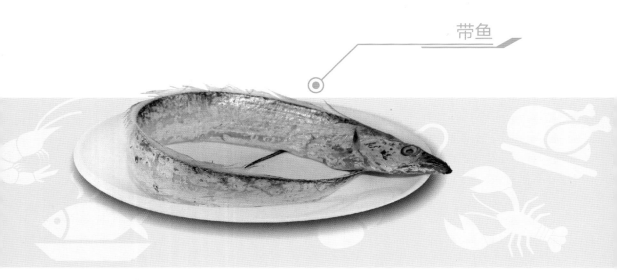

带鱼

重　　量：240 克　　　硒　　　：66.7 微克
可食部分：76 %　　　蛋 白 质：32.3 克
热　　量：231.6 千卡　维生素B$_3$：5.11 毫克

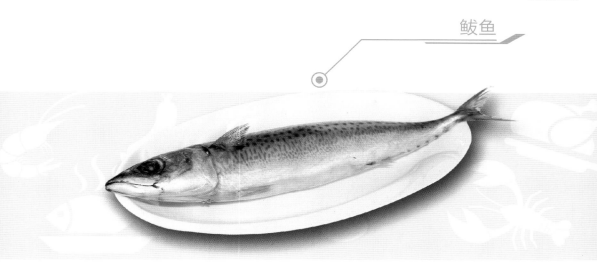

鲅鱼

重　　量：450 克　　　硒　　　　：85.32 微克
可食部分：67 %　　　　蛋 白 质：76.3 克
热　　量：435.6 千卡　　钾　　　　：1332 毫克

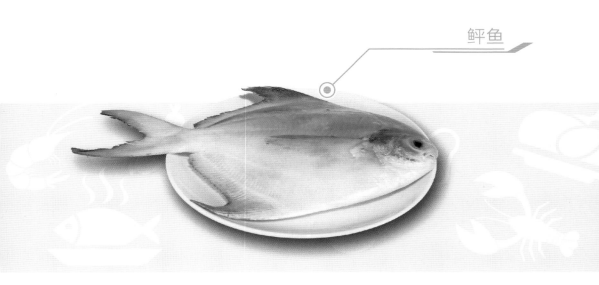

鲳鱼

重　　量：230 克　　　蛋 白 质：32.5 克
可食部分：68 %　　　　维生素B$_3$：7.04 毫克
热　　量：175.2 千卡　　硒　　　　：57.82 微克

鲈鱼

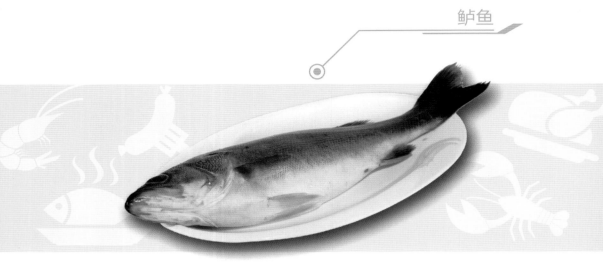

重　　量：620 克　　　硒　　　：118.88 微克
可食部分：58 %　　　蛋 白 质：66.9 克
热　　量：377.6 千卡　　锌　　　：10.18 毫克

鲳鱼

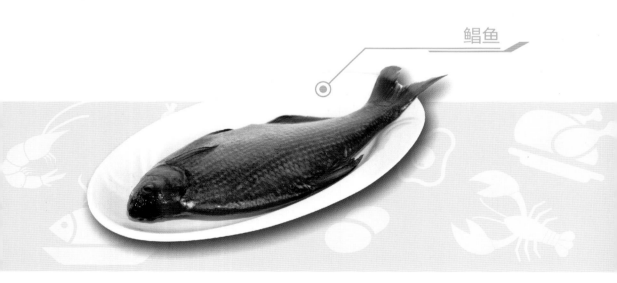

重　　量：430 克　　　硒　　　：81.9 微克
可食部分：70 %　　　蛋 白 质：18.5 克
热　　量：421.4 千卡　　钾　　　：987.3 毫克

鳕鱼

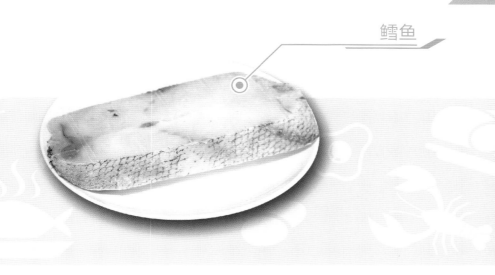

重　　量：252 克	硒　　　　：28.12 微克
可食部分：45 %	镁　　　　：95.3 毫克
热　　量：99.8 千卡	蛋 白 质：23.1 克

带鱼

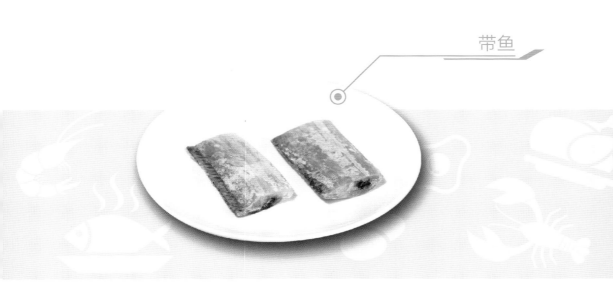

重　　量：55 克	维生素B$_{12}$：0.8 毫克
可食部分：70 %	钙　　　　：165.94 毫克
热　　量：41.6 千卡	硒　　　　：10.25 微克

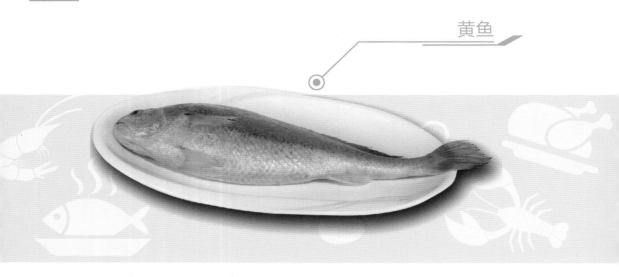

黄鱼

重　　量：450 克	硒　　　　：74.52 微克
可食部分：62 %	钙　　　　：532.89 毫克
热　　量：318.1 千卡	蛋 白 质：47.4 克

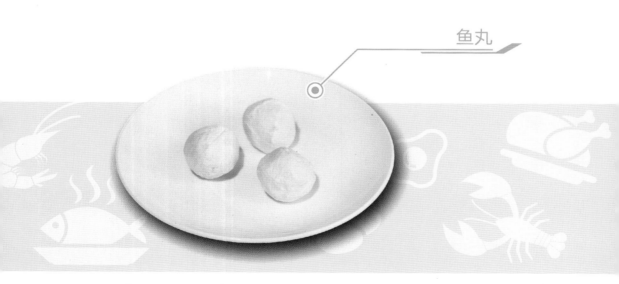

鱼丸

重　　量：60 克	钠　　　　：512.52 毫克
可食部分：100 %	硒　　　　：8.41 微克
热　　量：64.2 千卡	磷　　　　：163.2 毫克

鱼子酱

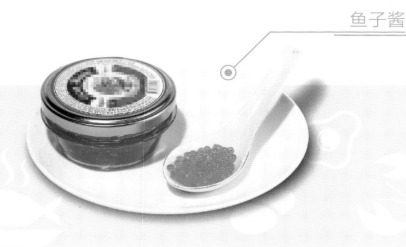

重　　量：10 克	维生素B$_6$：0.01 毫克
可食部分：100 %	维生素B$_{12}$：0.3 微克
热　　量：20.1 千卡	硒　　　：1.9 微克

沙丁鱼

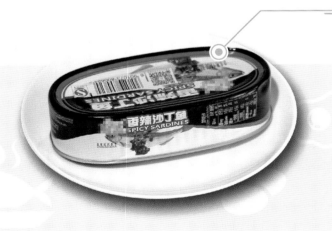

重　　量：120 克	胡萝卜素：1497.6 微克
可食部分：100 %	维生素B$_{12}$：14.4 微克
热　　量：186 千卡	蛋 白 质：16.6 克

河虾

重　　量：50 克　　　　硒　　　　：12.75 微克
可食部分：86 %　　　　钙　　　　：139.75 毫克
热　　量：37.4 千卡　　蛋 白 质：7.1 克

虾皮

重　　量：5 克　　　　　钙　　　　：49.55 毫克
可食部分：100 %　　　　蛋 白 质：1.5 克
热　　量：7.7 千卡　　　钠　　　　：252.9 毫克

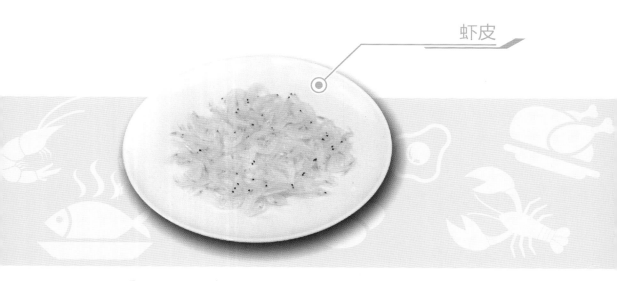

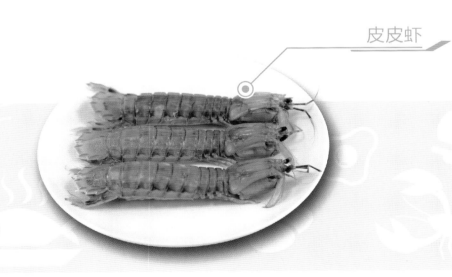

虾仁

重　　量：40 克	磷　　　：62.8 毫克
可食部分：100 %	钠　　　：108.84 毫克
热　　量：19.2 千卡	硒　　　：4.34 微克

皮皮虾

重　　量：88 克	蛋白质：6.4 克
可食部分：55 %	胆固醇：21.7 毫克
热　　量：36.4 千卡	维生素E：1.87 毫克

鲍鱼

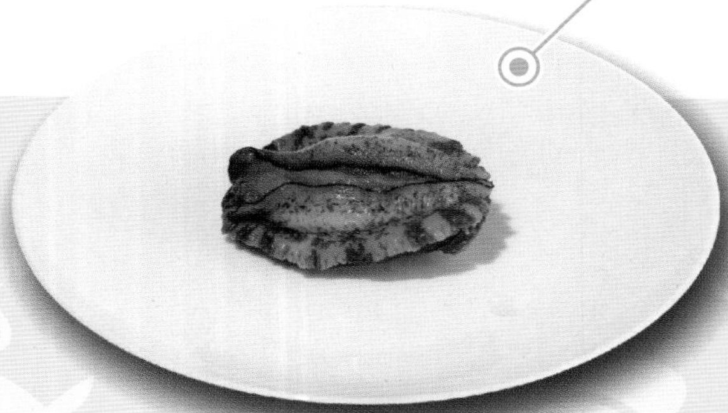

重　　量：46 克	铁　　：6.76 毫克
可食部分：65 %	钠　　：601.5 毫克
热　　量：25.1 千卡	钙　　：79.53 毫克

蛏子

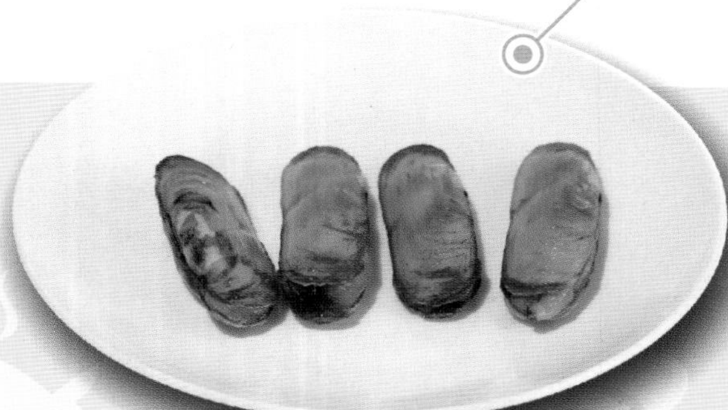

重　　量：70 克	铁　　：13.41 毫克
可食部分：57 %	硒　　：22 微克
热　　量：16 千卡	锰　　：4.76 毫克

扇贝

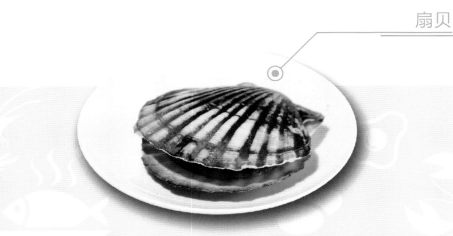

重　　量：178 克　　　维生素E：7.38 毫克
可食部分：35 %　　　　锌　　　　：7.28 毫克
热　　量：37.4 千卡　　硒　　　　：12.6 微克

鲜贝

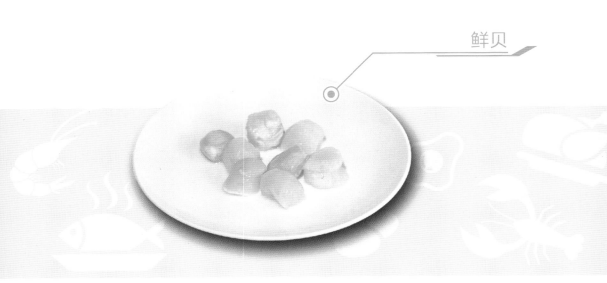

重　　量：52 克　　　　硒　　　　：29.82 微克
可食部分：100 %　　　 维生素B$_2$：0.11 毫克
热　　量：40 千卡　　　蛋 白 质：8.2 克

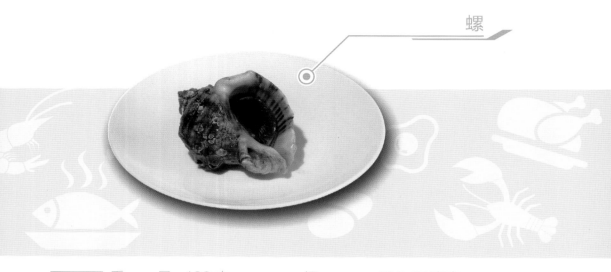

螺

重　　量 : 133 克	钙　　 : 393.17 毫克
可食部分 : 41 %	镁　　 : 77.98 毫克
热　　量 : 54.5 千卡	硒　　 : 20.69 微克

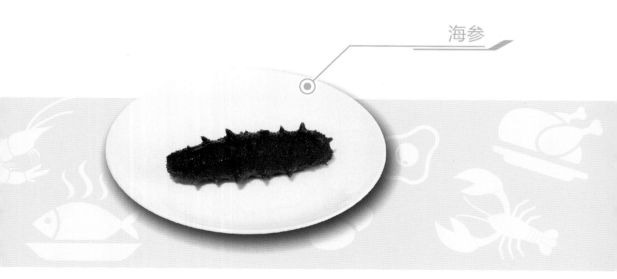

海参

重　　量 : 48 克	镁　　 : 71.52 毫克
可食部分 : 100 %	硒　　 : 30.69 微克
热　　量 : 37.4 千卡	铁　　 : 6.34 毫克

海蜇皮

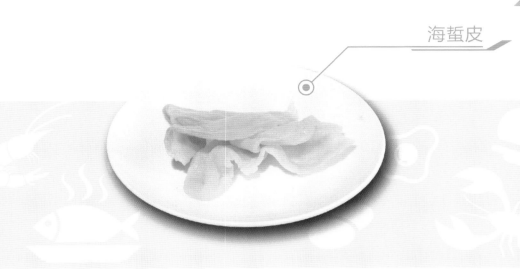

重　　量：54 克　　　硒　　　：8.39 微克
可食部分：100 %　　　镁　　　：66.96 毫克
热　　量：17.8 千卡　　钙　　　：81 毫克

海蜇头

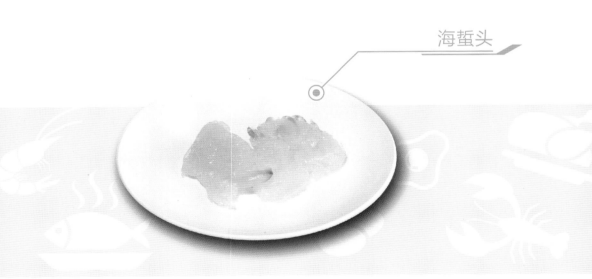

重　　量：50 克　　　钠　　　：233.85 毫克
可食部分：100 %　　　锰　　　：0.88 毫克
热　　量：37 千卡　　　硒　　　：8.3 微克

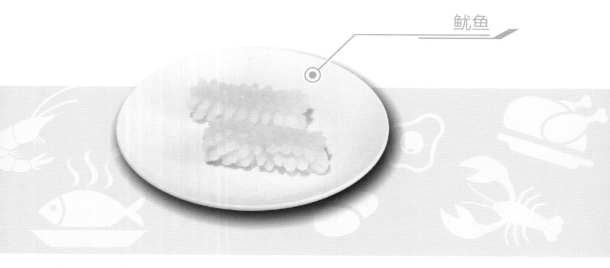

鱿鱼

重　　量：54 克　　　蛋 白 质：9.2 克
可食部分：100%　　　镁　　　：32.94 毫克
热　　量：40.5 千卡　　硒　　　：7.37 微克

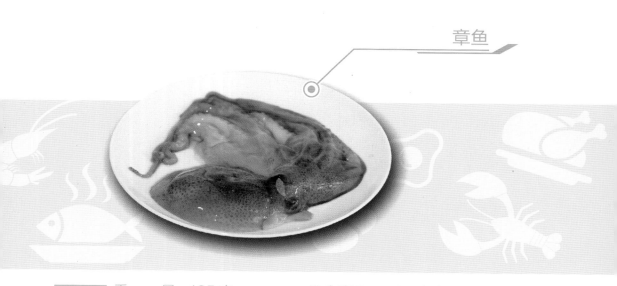

章鱼

重　　量：135 克　　　维生素B$_3$：5.69 毫克
可食部分：78 %　　　　钾　　　：470.69 毫克
热　　量：142.4 千卡　　硒　　　：28.75 微克

墨鱼圈

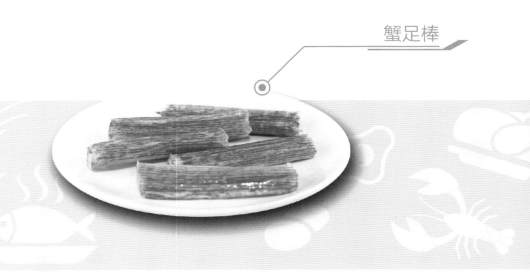

重　　量 : 50 克	硒	: 12.15 微克
可食部分 : 100 %	铜	: 0.27 毫克
热　　量 : 36 千卡	锌	: 1.28 毫克

蟹足棒

重　　量 : 80 克	钠	: 993.6 毫克
可食部分 : 100 %	钙	: 115.2 毫克
热　　量 : 92.4 千卡	硒	: 6.05 微克

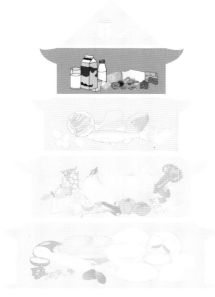

盐	<6 克
油	25~30 克
奶及奶制品	300 克
大豆及坚果类	25~35 克
畜禽肉	40~75 克
水产品	40~75 克
蛋 类	40~50 克
蔬菜类	300~500 克
水果类	200~350 克
谷薯类	250~400 克
全谷物和杂豆	50~150 克
薯类	50~100 克

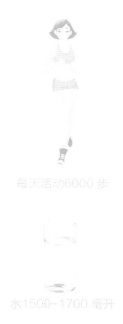

每天活动6000 步

水1500~1700 毫升

奶及奶制品、大豆及坚果类

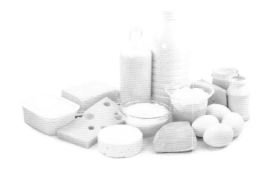

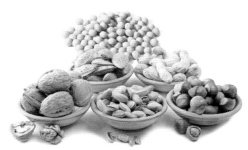

　　奶类营养成分齐全，组成比例适宜，容易消化吸收，奶类提供优质蛋白质、B族维生素和钙等。奶类含的钙是膳食中最容易被吸收的钙来源之一，奶中的乳糖能促进钙、铁、锌等矿物质的吸收，酸奶还含有益生菌，更容易被人体吸收，是营养价值很高的天然食品。

　　大豆富含油脂、蛋白质、必需氨基酸、维生素E，并含有大豆异黄酮、植物固醇等多种植物化学物。豆类还富含赖氨酸，是与谷类互补蛋白质的理想食品。

　　坚果富含脂类和多不饱和脂肪酸、蛋白质，适量食用有助于预防心血管疾病。

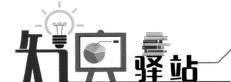

"吃"也是有学问的！
一起来了解下吧！

小贴士　　奶豆坚果类

　　奶类营养成分齐全，组成比例适宜，容易消化吸收。奶类含的钙，是膳食中最容易被吸收的钙来源，奶中的乳糖能促进钙、铁、锌等矿物质的吸收，酸奶还含有益生菌，更容易被人体吸收。所以奶类是营养价值高的天然食品。大豆富含油脂、蛋白质、必需氨基酸、维生素E，并含有大豆异黄酮、植物固醇等多种植物化学物。豆类中富含的赖氨酸，是与谷类互补蛋白质的理想食品。坚果富含脂类和多不饱和脂肪酸、蛋白质。

奶豆坚果类提供的主要营养素

种类		营养素名称	合理膳食模式
奶		优质蛋白质、B族维生素、钙等；酸奶还提供益生菌	牛奶、酸奶、奶酪、奶粉等
豆		蛋白质、脂肪、维生素E、磷脂、大豆异黄酮、植物甾醇等	豆浆、豆腐、豆腐干、素鸡、豆皮、豆芽等
坚果		脂肪、必须氨基酸、蛋白质、维生素E、B族维生素、矿物质等；栗子等富含淀粉	树坚果：核桃、栗子、杏仁等。种子类：花生、瓜子等

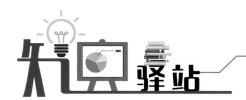

"吃"也是有学问的！一起来了解下吧！

奶豆坚果摄入与人体健康的证据

项　目	与　健　康　的　关　系	可信等级
牛奶	全脂奶及其制品摄入与乳腺癌发病风险无关，增加摄入低脂奶及其制品可降低乳腺癌发病风险	B
	增加摄入牛奶及其制品可促进成人骨密度增加，与儿童骨密度增长无关	B
酸奶	可改善乳糖不耐症状	B
	可有助于便秘的改善	B
	可辅助改善幽门螺旋杆菌的根除率	B
大豆	降低绝经期和绝经后女性乳腺癌的发病风险	B
坚果	可降低心血管疾病发病风险（所有坚果）	B
	改善血脂（核桃、杏仁、榛子、胡桃、开心果、松子、花生等）	B

（A级：确信的证据；B级：很可能的证据；C级：可能的证据；D级：证据不足）

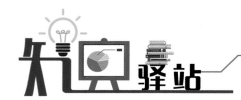

小贴士　　正确认识奶制品

　　奶类品种繁多,市场上常见的主要有液态奶、酸奶、奶酪、奶粉等。奶油也称黄油,脂肪含量达80%~85%,主要以饱和脂肪酸为主,在室温下呈固态,其营养组成完全不同于其他奶制品,故不属于膳食指南推荐的奶制品。

　　含乳饮料不是奶,购买时应注意阅读食品营养标签,认清食品名称。

　　一般来说,牛奶和酸奶的营养价值优于含乳饮料,含乳饮料优于乳酸饮料和汽水。

乳制品按照与鲜奶的蛋白质比折算

奶 类 互 换 表	
食 物 名 称	重 量 (克)
鲜牛奶	100
酸奶	100
奶粉	12.5
奶酪	10

　　现在您能估算出您每天摄入的奶及奶制品达到推荐的摄入300克标准了么?

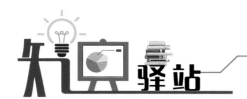

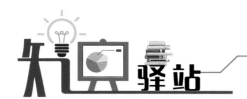

"吃"也是有学问的！一起来了解下吧！

小贴士 多吃大豆及制品可预防心血管疾病

大豆包括黄豆、黑豆和青豆。富含油脂、蛋白质、不饱和脂肪酸、钙、钾、维生素E。大豆中必需氨基酸的组成和比例与动物蛋白相似，而且富含谷类蛋白缺乏的赖氨酸，是与谷类互补蛋白质的天然理想食品。大豆中不饱和脂肪酸的含量占其脂肪含量的85%，亚油酸高达50%，且消化率高，还含有较多磷脂。大豆中的碳水化合物近半是膳食纤维。大豆还含有大豆异黄酮、植物固醇、大豆皂苷等。

按照蛋白质含量折算的相当于50克黄豆的豆制品种类

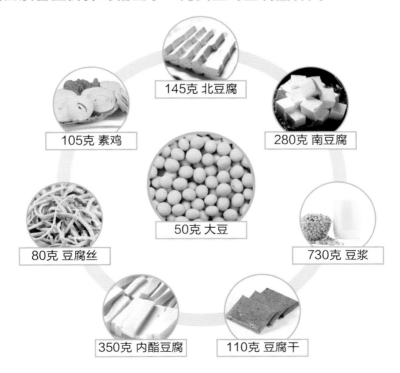

145克 北豆腐

280克 南豆腐

105克 素鸡

50克 大豆

730克 豆浆

80克 豆腐丝

350克 内酯豆腐

110克 豆腐干

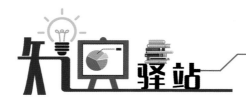

小贴士　　认清坚果营养，适量吃坚果

　　坚果富含脂肪、蛋白质、矿物质、维生素E和B族维生素。脂肪含量大于40%的坚果有核桃、胡桃、松子、榛子、花生、葵花籽、南瓜子、杏仁、香榧子、开心果等，其中核桃和松子中多不饱和脂肪酸含量较高；葵花籽、西瓜子和南瓜子中的亚油酸含量较高；花生中烟酸含量较高；杏仁中维生素B_2含量较高；核桃是α−亚麻酸的良好来源。

　　碳水化合物含量大于40%的坚果有白果、栗子、莲子、芡实米等。

　　坚果属于高能量食物，适量摄入有益健康，但其能量应计入一日三餐的总能量中。

摄入重点提示

《中国居民膳食指南》重点推荐：多吃奶类、大豆；适量食用坚果。

奶类是营养价值高的天然食品，其营养成分齐全，组成比例适宜，容易被消化吸收。奶类提供优质蛋白质、B族维生素和钙等，是膳食中最容易被吸收的钙来源。奶中的乳糖能促进钙、铁、锌等矿物质的吸收，酸奶含有的益生菌更容易被人体吸收。所以适量增加奶类摄入，利于儿童青少年生长发育，促进成人骨健康。建议奶类每天的摄入量为 300 克。

大豆富含油脂、蛋白质、必需氨基酸、维生素 E 及大豆异黄酮、植物固醇等多种植物化学物。豆类富含的赖氨酸，是与谷类互补蛋白质的理想食品。多吃大豆及豆制品可以预防心血管疾病，降低乳腺癌和骨质疏松的发病风险。建议每人每天大豆摄入量为 15 克。

坚果富含脂类和多不饱和脂肪酸、蛋白质，适量食用有助于预防心血管疾病。建议每人每天的坚果摄入量为 10 克。

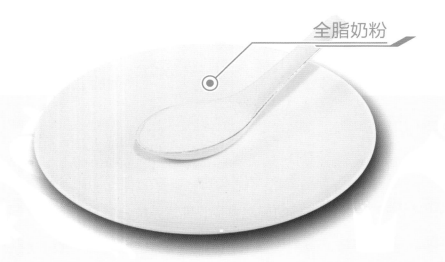

全脂奶粉

重　　量：10 克	钙　　　　：67.6 毫克
可食部分：100 %	蛋 白 质：7.4 克
热　　量：47.8 千卡	维生素B$_2$：0.07 毫克

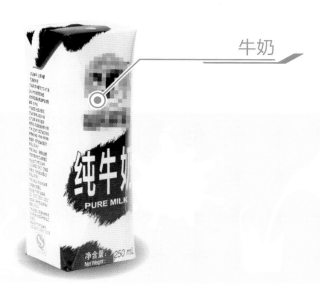

牛奶

纯牛奶
PURE MILK

净含量：250 mL
Net Weight：

重　　量：250 mL (258 克)	钙　　　　：268.3 毫克
可食部分：100 %	蛋 白 质：7.7 克
热　　量：139 千卡	维生素B$_2$：0.36 毫克

牛奶

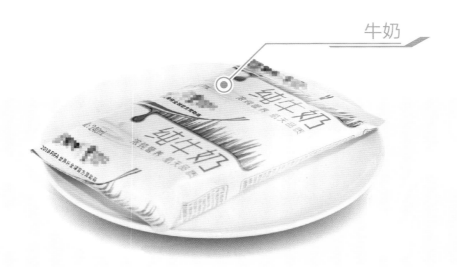

重　　量 : 300 克
可食部分 : 100 %
热　　量 : 162 千卡

钙　　　　 : 312 毫克
蛋 白 质 : 9 克
维生素B$_2$: 0.42 毫克

牛奶

重　　量 : 240 mL (247 克)
可食部分 : 100 %
热　　量 : 133.4 千卡

钙　　　　 : 256.9 毫克
蛋 白 质 : 7.4 克
维生素B$_2$: 0.35 毫克

每天摄入300克液态奶

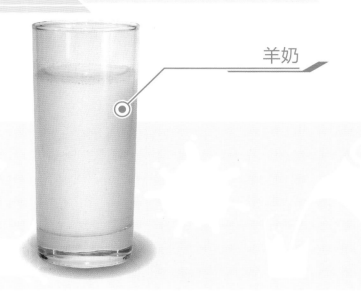

羊奶

重　　量：200 mL (206 克)　钙　　　　：169 毫克
可食部分：100 %　　　　　维生素A　：173 微克
热　　量：121.5 千卡　　　维生素B₂：0.25 毫克

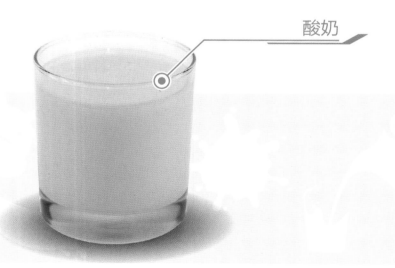

酸奶

重　　量：200 克　　　　钙　　　　：236 毫克
可食部分：100 %　　　　维生素B₂：0.3 毫克
热　　量：144 千卡　　　维生素A　：52 微克

奶酪

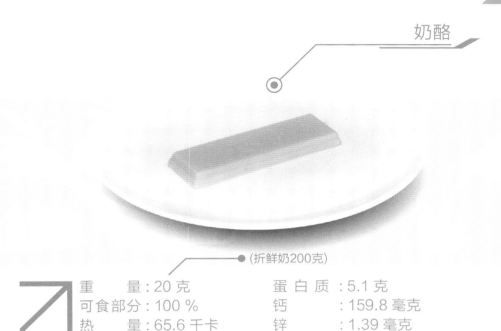

(折鲜奶200克)

重　　量：20 克	蛋 白 质：5.1 克
可食部分：100 %	钙　　　：159.8 毫克
热　　量：65.6 千卡	锌　　　：1.39 毫克

奶片

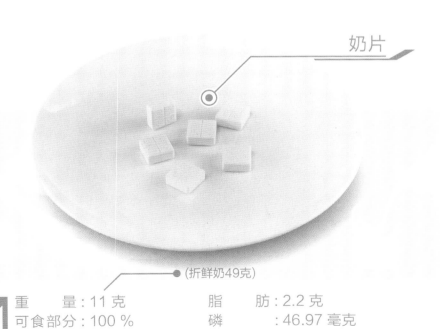

(折鲜奶49克)

重　　量：11 克	脂　　肪：2.2 克
可食部分：100 %	磷　　　：46.97 毫克
热　　量：51.9 千卡	钙　　　：29.6 毫克

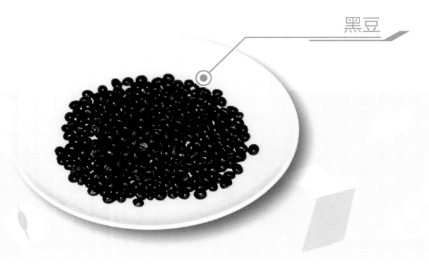

黑豆

重　　　量：50 克　　　蛋 白 质：18 克
可食部分：100 %　　　钾　　　：688.5 毫克
热　　　量：200.5 千卡　镁　　　：121.5 毫克

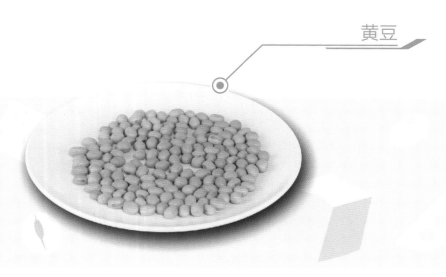

黄豆

重　　　量：50 克　　　叶　　　酸：90.55 微克
可食部分：100 %　　　钾　　　：638 毫克
热　　　量：194.5 千卡　蛋 白 质：16.6 克

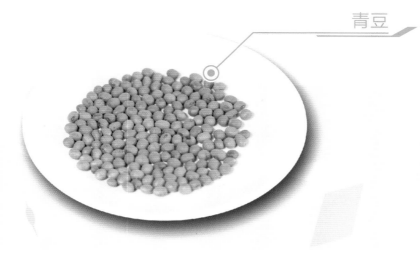

青豆

重　　量：50 克	蛋 白 质：17.3 克
可食部分：100 %	膳食纤维：6.3 克
热　　量：199 千卡	维生素B$_1$：0.21 毫克

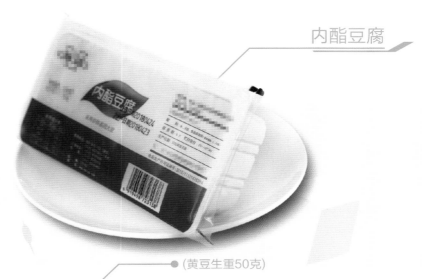

内酯豆腐

（黄豆生重50克）

重　　量：350 克	维生素E ：11.141 毫克
可食部分：100 %	维生素B$_1$：0.21 毫克
热　　量：175 千卡	蛋 白 质：17.5 克

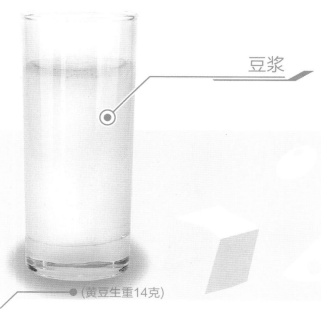

豆腐（北豆腐）

(黄豆生重87克)

重　　量 : 251 克	叶　　酸 : 99.9 微克
可食部分 : 100 %	膳食纤维 : 7 克
热　　量 : 278.6 千卡	蛋 白 质 : 23.1 克

豆浆

(黄豆生重14克)

重　　量 : 200 克	叶　　酸 : 10 微克
可食部分 : 100 %	蛋 白 质 : 6 克
热　　量 : 60 千卡	维生素B$_1$: 0.04 毫克

豆腐丝

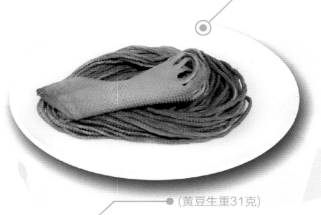

(黄豆生重31克)

重　　量 : 50 克　　　蛋 白 质 : 10.8 克
可食部分 : 100 %　　　镁　　　　 : 63.5 毫克
热　　量 : 101.5 千卡　铁　　　　 : 4.55 毫克

腐竹

(黄豆生重50克)

重　　量 : 35 克　　　蛋 白 质 : 19 克
可食部分 : 100 %　　　维生素E : 9.95 毫克
热　　量 : 166.6 千卡　膳食纤维 : 1.6 克

豆腐干

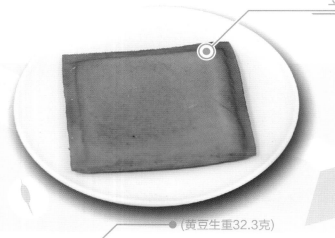

(黄豆生重32.3克)

重　　量：71 克	膳食纤维：6.8 克
可食部分：100 %	蛋 白 质：13.9 克
热　　量：293.9 千卡	钙　　　：249.9 毫克

豆浆粉

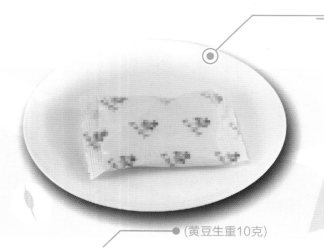

(黄豆生重10克)

重　　量：30 克	蛋 白 质：5.9 克
可食部分：100 %	钾　　　：638 毫克
热　　量：127.8 千卡	镁　　　：36.6 毫克

豆腐皮

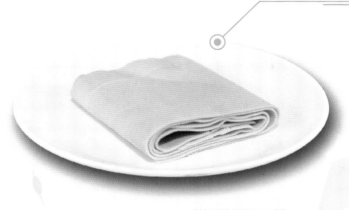

（黄豆生重23.2克）

重　　量：70 克　　　蛋 白 质：36.1 克
可食部分：100 %　　　膳食纤维：5.7 克
热　　量：301.7 千卡　　锰　　　：1.9 毫克

油豆腐

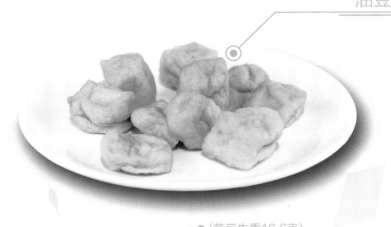

（黄豆生重16.6克）

重　　量：50 克　　　维生素E：12.35 毫克
可食部分：100 %　　　蛋 白 质：8.5 克
热　　量：122.5 千卡　　锰　　　：0.69 毫克

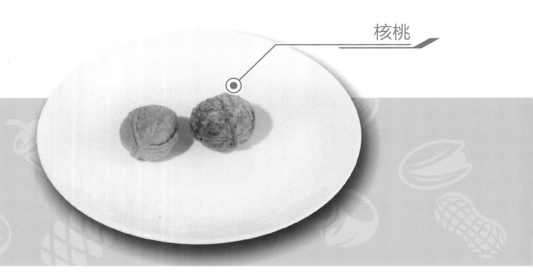

核桃

重　　量：23 克　　　脂　　肪：5.8 克
可食部分：43 %　　　维生素E：4.27 毫克
热　　量：63.9 千卡　　锰　　　：0.34 毫克

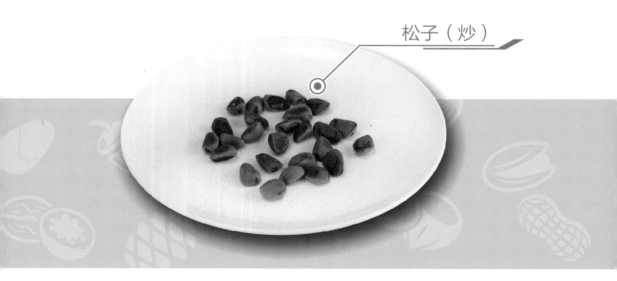

松子（炒）

重　　量：15 克　　　脂　　肪：2.7 克
可食部分：31 %　　　维生素E：1.17 毫克
热　　量：29.9 千卡　　锰　　　：0.34 毫克

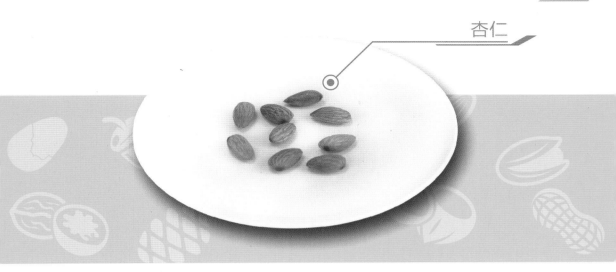

杏仁

重　　量：10 克　　　　　脂　　肪：4.5 克
可食部分：100 %　　　　维生素B$_2$：0.06 毫克
热　　量：57.8 千卡　　　镁　　　：17.8 毫克

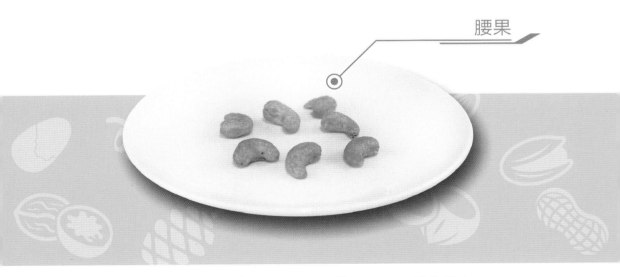

腰果

重　　量：10 克　　　　镁　　：15.3 毫克
可食部分：100 %　　　　硒　　：3.4 微克
热　　量：55.9 千卡　　　铜　　：0.14 毫克

膳食营养数据 / 坚果　　187

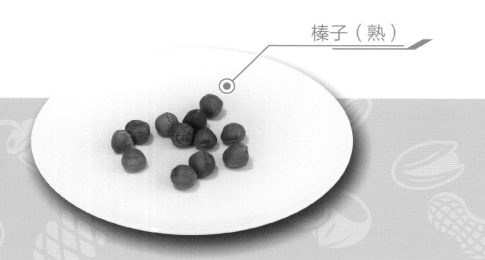

榛子（熟）

重　　量：15 克　　　脂　　肪：5.7 克
可食部分：66 %　　　维生素B₆：0.06 毫克
热　　量：61.1 千卡　　钾　　　：99.1 毫克

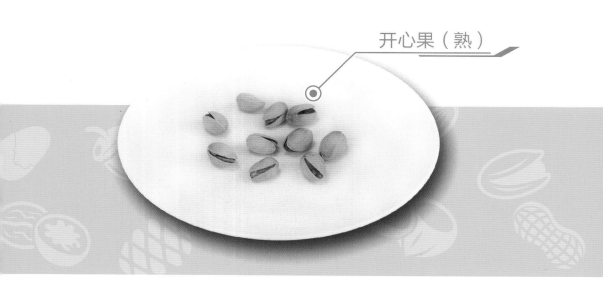

开心果（熟）

重　　量：12 克　　　脂　　肪：5.2 克
可食部分：82 %　　　维生素E：1.91 毫克
热　　量：60.4 千卡　　碘　　　：3.73 微克

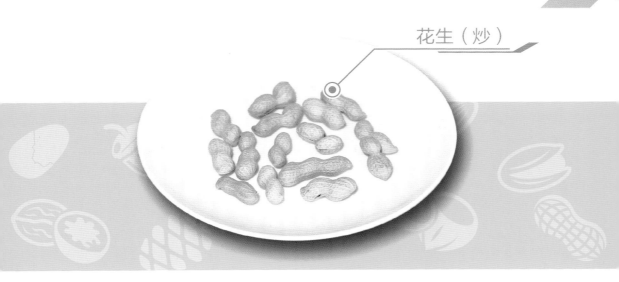

花生（炒）

重　　量：20 克	脂　　肪：6.8 克
可食部分：71 %	维生素B₃：2.68 毫克
热　　量：85.3 千卡	镁　　　：24.28 毫克

重　　量：20 克　脂　　肪：6.8 克
可食部分：71 %　维生素B_3：2.68 毫克
热　　量：85.3 千卡　镁：24.28 毫克

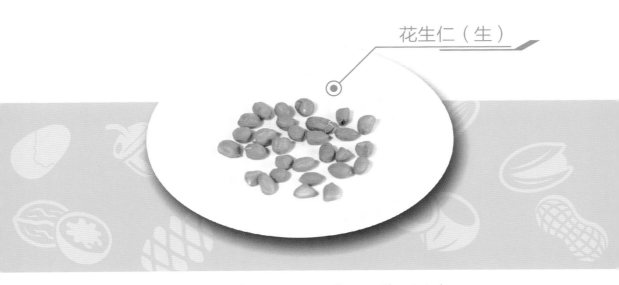

花生仁（生）

重　　量：10 克　脂　　肪：4.4 克
可食部分：100 %　维生素B_3：1.79 毫克
热　　量：57.4 千卡　维生素E：1.81 毫克

花生仁（炒）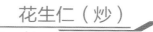

重　　量：10 克　　　　脂　　肪：4.4 克
可食部分：100 %　　　维生素B₃：1.89 毫克
热　　量：58.9 千卡　　维生素E ：1.5 毫克

莲子

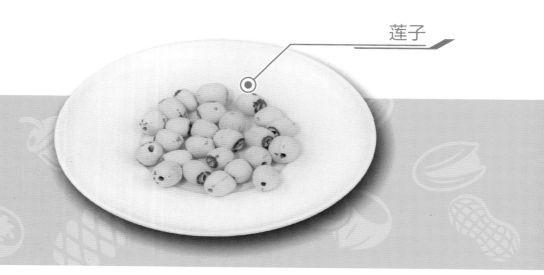

重　　量：20 克　　　　碳水化合物: 13.4 克
可食部分：100 %　　　镁　　　　：48.4 毫克
热　　量：70 千卡　　　锰　　　　：1.65 毫克

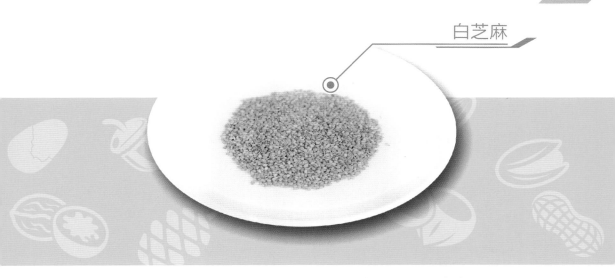

白芝麻

重　　量：20 克　　　维生素E ：7.66 毫克
可食部分：100 %　　　钙　　　：124 毫克
热　　量：107.2 千卡　　镁　　　：40.4 毫克

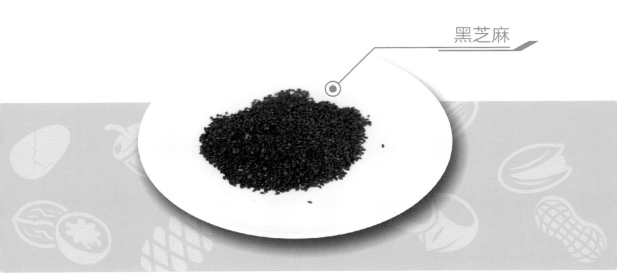

黑芝麻

重　　量：20 克　　　维生素E ：10.08 毫克
可食部分：100 %　　　镁　　　：58 毫克
热　　量：111.8 千卡　　锰　　　：3.57 毫克

葵花籽（熟）

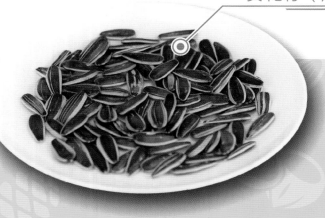

重　　量：20 克　　　　脂　　肪：4.7 克
可食部分：48 %　　　　维生素B$_6$：0.08 毫克
热　　量：54.4 千卡　　镁　　　：48.9 毫克

南瓜子（熟）

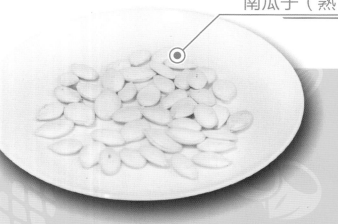

重　　量：15 克　　　　脂　　肪：5.5 克
可食部分：69 %　　　　磷　　　：107.02 毫克
热　　量：61.8 千卡　　镁　　　：43.88 毫克

西瓜子（熟）

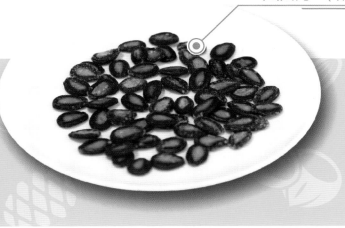

重　　量：25 克　　　　叶　　酸：21.22 微克
可食部分：38 %　　　　镁　　　：41.52 毫克
热　　量：50.5 千卡　　磷　　　：102.6 毫克

栗子（熟）

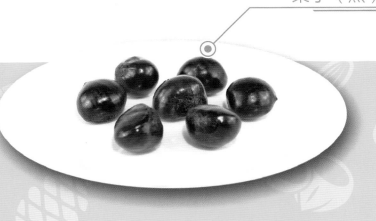

重　　量：50 克　　　　胡萝卜素：93.6 微克
可食部分：78 %　　　　碳水化合物：17.9 克
热　　量：83.5 千卡　　维生素B₁：0.07 毫克

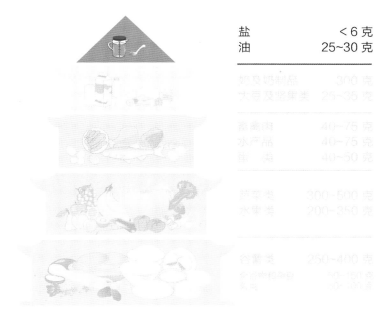

| 盐 | ＜6克 |
| 油 | 25~30克 |

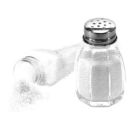

油盐

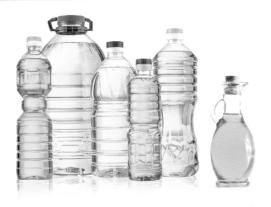

食盐是食物烹调加工的主要调味品，也是人体所需的钠和氯的主要来源。但过多的盐摄入与血压升高有关。

烹调油包括植物油和动物油，是人体必需脂肪酸和维生素E的主要来源，也有助于食物中脂溶性维生素的吸收利用。但过多脂肪摄入会增加慢性病的患病风险。

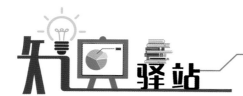

"吃" 也是有学问的！
一起来了解下吧！

油盐摄入与人体健康的证据

项 目	与 健 康 的 关 系	可信等级
油脂	总油脂及动物脂肪摄入量增加可增加肥胖的发病风险	A
	摄入反式脂肪酸增加冠心病的发病风险	B
食盐	高盐（钠）能够增加高血压的发病风险，降低盐（钠）摄入能够降低血压水平	A
	高盐（钠）可增加脑卒中的发病风险	B
	高盐（钠）可增加胃癌的发病风险	B

（A级：确信的证据；B级：很可能的证据；C级：可能的证据；D级：证据不足）

小 贴 士 　　烹调油

　　烹调油包括植物油和动物油，是人体必需脂肪酸和维生素E的主要来源，也有助于食物中脂溶性维生素的吸收利用。但过多脂肪摄入会增加肥胖和患慢性病的风险，因此建议减少烹调油用量，并合理选用油品。

烹调油提供的营养		
种 类	营养素名称	主要品种
	脂肪和必需脂肪酸	各种植物油和动物油

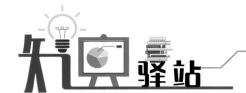
小贴士　　了解油脂和脂肪酸

中脂肪酸结构中，含有一个不饱和键的，称为单不饱和脂肪酸，有两个和两个以上不饱和键的称为多不饱和脂肪酸，根据不饱和化学键的位置不同，又可以分成n-9、n-6和n-3系脂肪酸。

n-9系脂肪酸以油酸为代表，在橄榄油和茶油中含量丰富，有降低血胆固醇、甘油三酯和低密度脂蛋白（坏胆固醇，LDL-C），升高高密度脂蛋白（好胆固醇，HDL-C）的作用。

n-6系列脂肪酸以亚油酸为代表，在玉米油、葵花籽油中含量丰富，为人体的必需脂肪酸，具有重要的生理作用。

n-3系列脂肪酸包括α-亚麻酸、二十碳五烯酸（EPA）和二十二碳六烯酸（DHA），α-亚麻酸也是人体必需的脂肪酸，在体内可以转化为EPA和DHA。EPA和DHA在鱼类，尤其是深海鱼类中含量丰富。DHA是婴儿视力和大脑发育不可缺少的，n-3系列脂肪酸，对成人具有降血脂、改善血液循环、抑制血小板凝集、阻抑动脉粥样硬化斑块和血栓形成的作用，对心血管疾病有良好的防治效果。

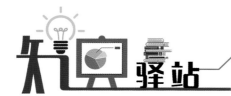
常见油脂中脂肪酸组成:

油品名称	饱和脂肪酸（%）	单不饱和脂肪酸（%）	亚油酸（%）	α－亚麻酸（%）
橄榄油	15.5	71.2	12.3	1
棕榈油	43.4	44.4	12..1	0
芝麻油	14.1	39.4	45.6	0.8
玉米油	14.5	27.7	56.4	0.6
棉籽油	24.3	27	44.3	0.4
葵花籽油	14	19.3	63.2	4.5
棉籽油	24.3	27	44.3	0.4
花生油	18.5	40.8	37.9	0.4
胡麻油	9.5	17.8	37.1	35.9
豆油	15.9	24.7	51.9	6.7
茶油	10	78.8	10	1.1
菜籽油	13.2	58.8	16.3	8.4
猪油（炼）	43.2	47.9	8.9	0
羊油	57.3	36.1	2.9	2.4
牛油	61.8	34	1.9	1
黄油	56.2	36.7	4.2	1.3

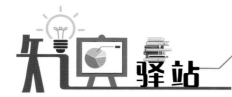
认识食盐，盐的种类与选用

种 类	特 点	适 用	提请注意
一般食用盐	来源不同的海盐、井盐、矿盐、湖盐、土盐等	由钠和氯组成，是人们生活中不可缺少的	健康成人每人每天不超过6克
低钠盐	以氯化钠、碘酸钾为原料,添加了一定量的氯化钾和硫酸镁,钠含量比普通精盐少了35%	对防控高血压有一定帮助。最适合中老年人、患有高血压的人以及孕妇长期食用，一般人群不必选用	高钾药物服用者和肾功能不全、高血钾患者须遵医嘱慎用
加碘盐	在普通食盐中添加碘酸钾制成	可防治地方性甲状腺肿、克汀病	甲亢人群不宜食用，需食用无碘盐
加硒盐	在碘盐的基础上添加了一定量的亚硒酸钠制成	加入硒化物的食盐，对防止克山病、大骨节病均有一定帮助	硒补充过量可能会有产生不良反应的危险
营养盐	添加了某些微量营养素，有助于预防某种营养素缺乏的营养强化盐	会对缺乏相关营养素的人或处于特殊时期需要增加某种营养素的人有益	要根据强化的是哪一种营养素，有针对性地选择，不建议健康人群选用

摄入重点提示

《中国居民膳食指南》重点推荐，少油少盐，控糖限酒。

食盐是烹调加工食物的主要调味品，也是人体所需的钠和氯的主要来源。但过多的盐摄入与血压升高有关，因此建议每人每天盐摄入少于 6 克。

烹调油包括植物油和动物油，是人体必需脂肪酸和维生素 E 的主要来源，也有助于食物中脂溶性维生素的吸收利用。但过多脂肪摄入会增加慢性病的患病风险，因此建议每人每天油摄入 25~30 克。

表　2010-2012 年中国不同地区居民食物摄入量（克 / 标准人日，以《中国居民膳食营养素参考摄入量》2000 版为标准折算）

	合计	城市小计	农村小计	大城市	中小城市	普通农村	贫困农村
植物油	37.3	41.0	33.7	39.5	41.3	34.6	31.5
动物油	4.8	2.1	7.3	1.4	2.3	6.4	9.3
食盐	10.5	10.3	10.7	8.9	10.5	10.7	10.8

注：标准人指 18 岁从事轻体力活动的成年男子，能量需要量为 2400kcal（《中国居民膳食营养素参考摄入量》2000 版）

摘自《中国居民营养与健康状况监测》—2010-2013 年综合报告（北京大学医学出版社）

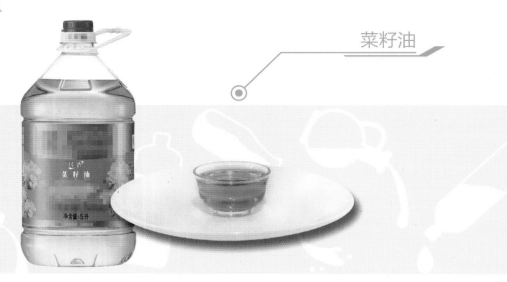

菜籽油

重　　量：25 克	脂　　肪：25 克
可食部分：100 %	维生素E：15.22 毫克
热　　量：224.8 千卡	铁　　：0.93 毫克

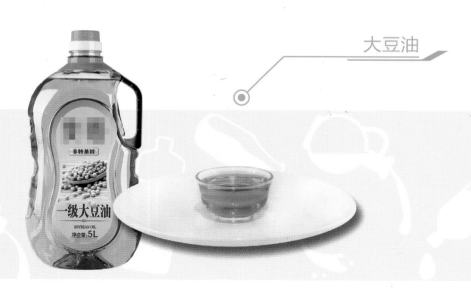

大豆油

重　　量：25 克	脂　　肪：25 克
可食部分：100 %	维生素E：23.27 毫克
热　　量：224.8 千卡	锰　　：0.11 毫克

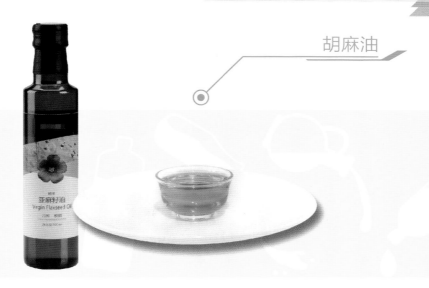

胡麻油

重　　量：25 克　　　　脂　　肪：25 克
可食部分：100 %　　　　铜　　　：0.01 毫克
热　　量：225 千卡　　　锰　　　：0.01 毫克

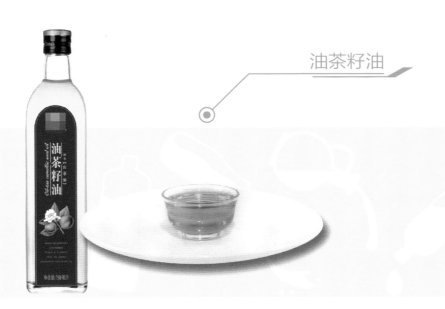

油茶籽油

重　　量：25 克　　　　脂　　肪：25 克
可食部分：100 %　　　　维生素E：3.46 毫克
热　　量：224.5 千卡　　锰　　　：0.03 毫克

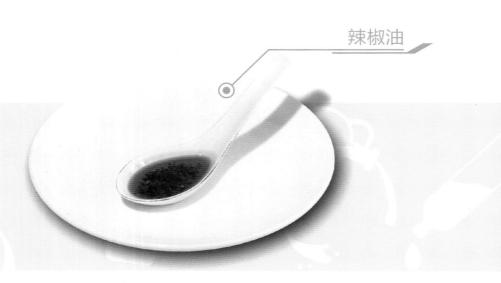

辣椒油

重　　量：5 克　　　　脂　　肪：5 克
可食部分：100 %　　　胡萝卜素：11.5 微克
热　　量：45 千卡　　　维生素E：4.36 毫克

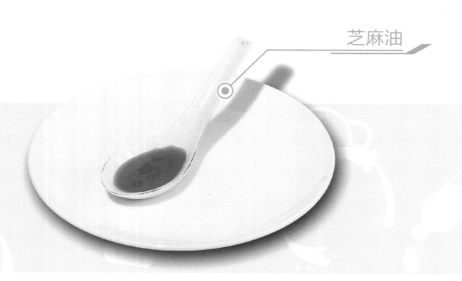

芝麻油

重　　量：5 克　　　　脂　　肪：5 克
可食部分：100 %　　　维生素E：3.49 毫克
热　　量：44.9 千卡　　锌　　　：0.01 毫克

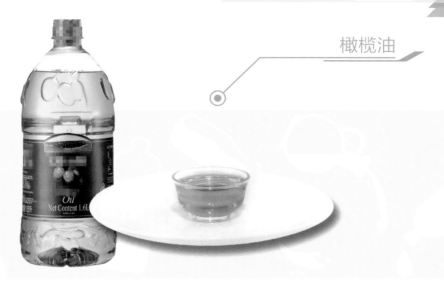

橄榄油

重　　量 : 25 克　　　脂　　肪 : 25 克
可食部分 : 100 %　　　维生素E : 0 毫克
热　　量 : 224.8 千卡　铁　　 : 0.1 毫克

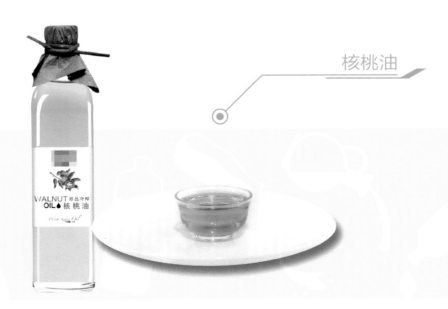

核桃油

重　　量 : 25 克　　　脂　　肪 : 24.8 克
可食部分 : 100 %　　　维生素E : 10.12 毫克
热　　量 : 223.8 千卡　锰　　 : 0.1 毫克

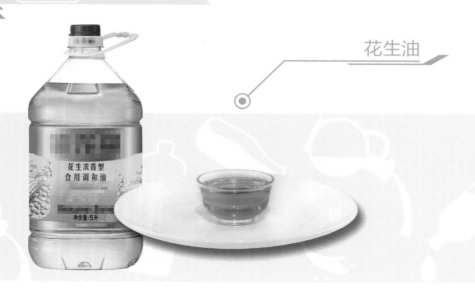

花生油

重　　量：25 克
可食部分：100 %
热　　量：225 千卡

脂　　肪：25 克
维生素E：12.79 毫克
锌　　　：0.37 毫克

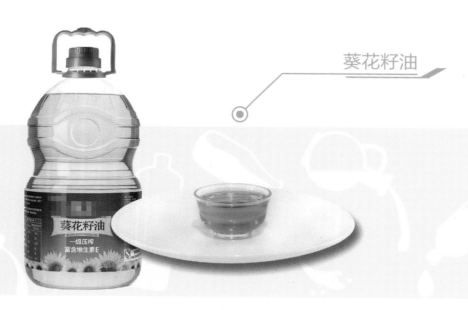

葵花籽油

重　　量：25 克
可食部分：100 %
热　　量：225 千卡

脂　　肪：25 克
维生素E：20.93 毫克
铁　　　：0.38 毫克

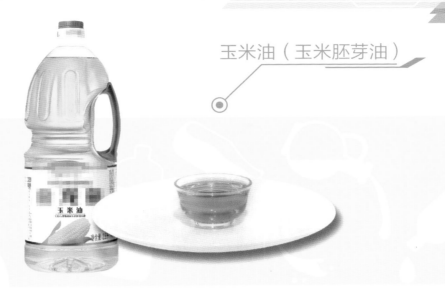

玉米油（玉米胚芽油）

重　　量：25 克　　　脂　　肪：24.8 克
可食部分：100 %　　　维生素E：12.74 毫克
热　　量：223.8 千卡　铜　　　：0.06 毫克

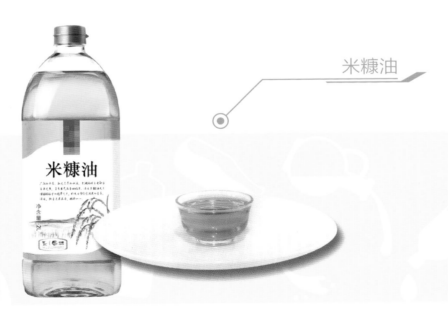

米糠油

重　　量：25 克　　　脂　　肪：24.7 克
可食部分：100 %　　　维生素E：8.94 毫克
热　　量：223.5 千卡　锌　　　：0.14 毫克

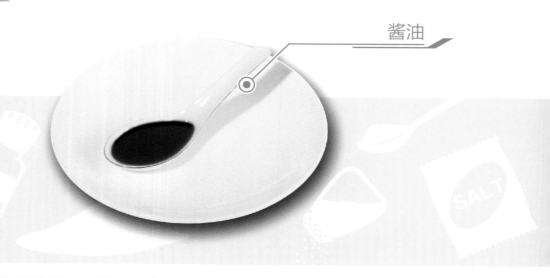

酱油

重　　量 : 10 克	钠	: 575.7 毫克
可食部分 : 100 %	镁	: 15.6 毫克
热　　量 : 6.3 千卡	铁	: 0.86 毫克

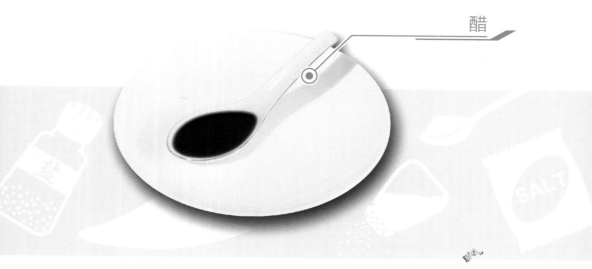

醋

重　　量 : 10 克	钾	: 35.1 毫克
可食部分 : 100 %	锰	: 0.3 毫克
热　　量 : 3.1 千卡	铁	: 0.6 毫克

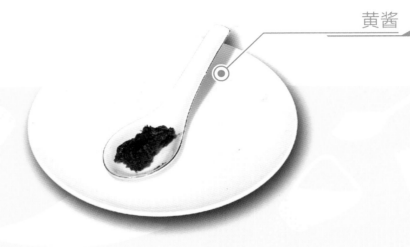

黄酱

重　　量：10 克　　　　维生素E：1.41 毫克
可食部分：100 %　　　　钠　　　：360.6 毫克
热　　量：13.8 千卡　　　锰　　　：0.11 毫克

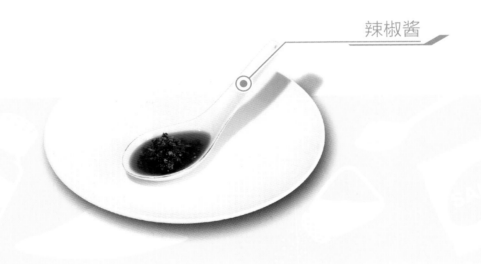

辣椒酱

重　　量：10 克　　　　维生素A：13.2 微克
可食部分：100 %　　　　胡萝卜素：79 微克
热　　量：3.6 千卡　　　钠　　　：802.7 毫克

精盐（2克限盐勺）

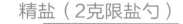

重　　量：2 克	钠　　　　：786 毫克
可食部分：100 %	硒　　　　：0.02 微克
热　　量：0 千卡	锰　　　　：0.006 毫克

味精

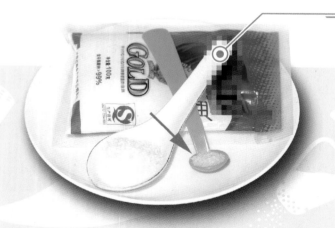

重　　量：2 克（小勺）	蛋 白 质：0.8 克
可食部分：100 %	钠　　　　：163.2 毫克
热　　量：5.4 千卡	锰　　　　：0.01 毫克

铺满一啤酒瓶盖的盐约等于6克

精盐（6克限盐勺）

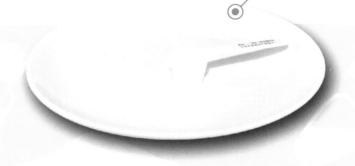

重　　量 : 6 克	钠	: 2358 毫克
可食部分 : 100 %	硒	: 0.06 微克
热　　量 : 0 千卡	锰	: 0.02 毫克

鸡精

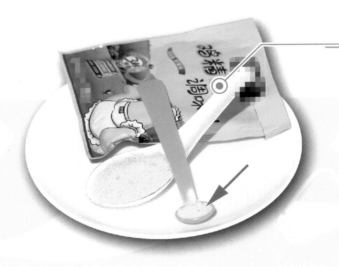

重　　量 : 2 克（小勺）	叶　　酸 : 0.22 微克
可食部分 : 100 %	钠　　　　: 377.29 毫克
热　　量 : 4 千卡	碘　　　　: 15.33 微克

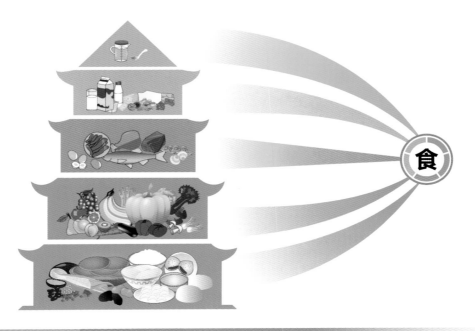

混合食物类

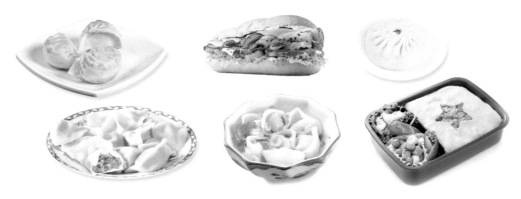

　　混合类食物是人们日常生活中的常用食物，如饺子、包子、盒子、馄饨、汉堡、三明治、盒饭、套餐等，每一种都包含了膳食宝塔中两层以上的食材，特别是饺子、包子、盒子等，它们是深受我国民众喜爱的传统特色美食，其制作原料营养素种类多样，又通过谷物皮的包裹和蒸煮法使营养不易流失，且符合中国色香味饮食文化的内涵，与其他复合食物都是适合快节奏生活的理想选择之一。

摄入重点提示

　　混合类食物是人们日常生活中的常用食物，每一种都包含了膳食宝塔中两层以上的食材。图谱中已按食物成分对应的膳食宝塔层分别标注了食材生重，如茴香猪肉饺子，已按所含谷物生重、猪肉、蔬菜量分别进行了标注。摄入混合类食物，更要注意复合食物的配料，尽量选择能量适中，肉、菜、蛋搭配相对合理的品种，并与摄入的其他单品食物合并计算能量和摄入量。

表 2010-2012 年中国不同地区居民食物摄入量（克 / 标准人日，以《中国居民膳食营养素参考摄入量》2000 版为标准折算）

	合计	城市小计	农村小计	大城市	中小城市	普通农村	贫困农村
米类	177.7	130.8	222.7	111.8	133.9	214.2	241.6
面类	142.8	134.7	150.4	136.4	134.4	143.8	165.1
其他谷类	16.8	15.9	17.6	19.0	15.4	15.3	22.8
薯类	35.8	28.4	42.8	29.7	28.2	33.6	63.2
杂豆类	3.3	2.9	3.7	4.0	2.7	4.5	1.8
大豆及其制品	10.9	12.4	9.4	13.9	12.2	9.7	8.6
深色蔬菜	89.4	104.8	74.7	103.1	105.1	82.0	58.3
浅色蔬菜	180.0	178.5	181.4	199.2	175.1	191.8	158.2
腌菜	3.9	4.8	3.1	3.8	5.0	3.6	2.0
水果	40.7	48.8	32.9	87.4	42.5	35.4	27.2
坚果	3.8	4.7	2.8	6.0	4.5	3.1	2.2
猪肉	64.3	68.8	59.9	81.5	66.8	66.4	45.4
其他畜肉	8.2	10.5	6.0	17.2	9.4	4.9	8.4
动物内脏	2.5	2.9	2.2	3.8	2.7	2.5	1.8
禽肉	14.7	16.3	13.1	17.6	16.1	15.4	8.0
奶类及其制品	24.7	37.8	12.1	81.0	30.7	13.0	10.0
蛋类	24.3	29.5	19.4	38.5	28.0	20.2	17.6
鱼虾类	23.7	32.4	15.4	38.1	31.5	19.1	7.2
植物油	37.3	41.0	33.7	39.5	41.3	34.6	31.5
动物油	4.8	2.1	7.3	1.4	2.3	6.4	9.3
糕点类	7.4	8.3	6.6	11.5	7.8	7.7	4.1
糖 / 淀粉	6.4	7.0	5.9	8.5	6.7	5.7	6.4
食盐	10.5	10.3	10.7	8.9	10.5	10.7	10.8
酱类	1.2	0.8	1.5	1.4	0.7	1.7	0.9
酱油	7.9	9.1	6.8	10.2	8.9	7.4	5.4
味精、鸡精	3.8	4.6	2.9	7.2	4.2	3.4	1.7
饮料（总）	14.4	11.2	17.3	39.5	6.6	11.2	31.0
酒精饮料	2.1	2.2	2.0	1.9	2.2	2.0	1.9
其他	8.0	8.7	7.3	12.1	8.1	7.4	7.0

注：标准人指 18 岁从事轻体力活动的成年男子，能量需要量为 2400kcal（《中国居民膳食营养素参考摄入量》2000 版）

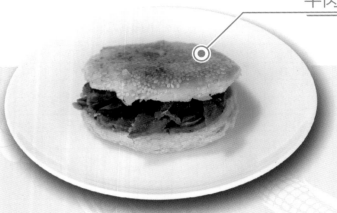

牛肉烧饼

(面粉生重75克)

重　　量：115 克　　　　烧　　饼：90 克
可食部分：100 %　　　　酱 牛 肉：25 克
热　　量：349.3 千卡

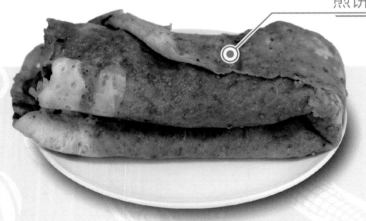

煎饼果子

(谷物生重110克)

重　　量：250 克　　　　鸡　　蛋：90 克
可食部分：100 %
热　　量：490 千卡

打卤面

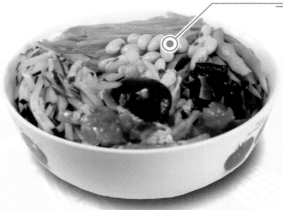

● (面粉生重86克——直径16厘米碗)

重　　量：580 克	猪　　肉：15 克	蔬　　菜：150 克
可食部分：100 %	鸡　　蛋：10 克	油　　　：2 克
热　　量：424.8 千卡	黄　　豆：10 克	盐　　　：1 克

炸酱面

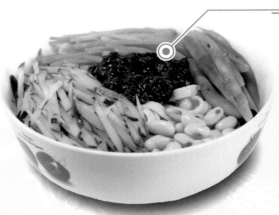

● (面粉生重86克——直径16厘米碗)

重　　量：480 克	猪　　肉：10 克	油　　　：2 克
可食部分：100 %	鸡　　蛋：10 克	面酱折盐：1.2 克
热　　量：390.7 千卡	蔬　　菜：100 克	

春卷（素馅）

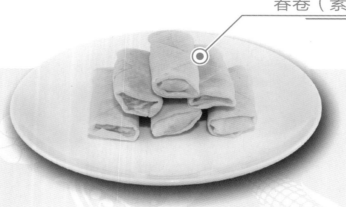

● (谷物生重28.6克)

重　　量：100 克　　　蔬　　菜：44 克
可食部分：100 %　　　大　　豆：10 克
热　　量：182 千卡

锅巴菜

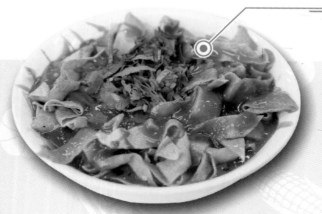

● (锅巴90克，谷物净重60克)

重　　量：640 克　　　蔬　　菜：10 克
可食部分：100 %　　　盐　　　：1 克
热　　量：643.8 千卡

酸辣汤

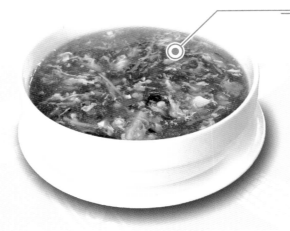

重　　量：1720 克　　　肉　　类：100 克
可食部分：100 %　　　　蔬　　菜：100 克
热　　量：247.6 千卡　　蛋　　类：90 克

鸡肉汉堡

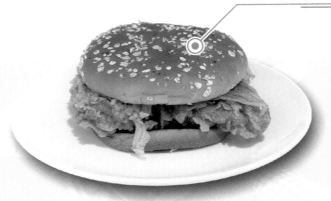

重　　量：186 克　　　谷　　物：67.9 克　盐　　　：2 克
可食部分：100 %　　　肉　　　：14.3 克
热　　量：520 千卡　　蔬　　菜：41 克

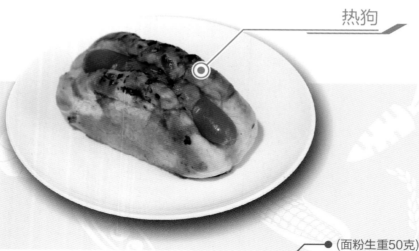

热狗

(面粉生重50克)

重　　量：100 克
可食部分：100 %
热　　量：250 千卡

面　　包：90 克
热 狗 肠：45 克

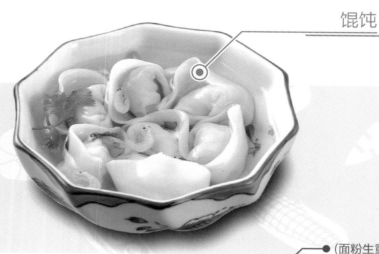

馄饨

(面粉生重20.8克)

重　　量：360 克
可食部分：100 %
热　　量：648 千卡

面　　皮：30 克
肉　　　：24 克
蔬　　菜：6 克

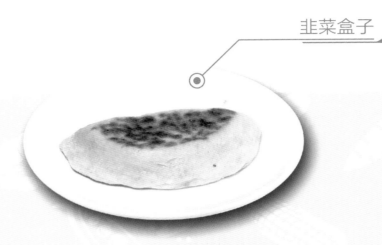

韭菜盒子

（面粉生重22.4克）

重　　量：78 克　　蔬　　菜：44.6 克　盐　　　　：0.5 克
可食部分：100 %　　鸡　　蛋：6.6 克
热　　量：164.6 千卡　油　　　：3 克

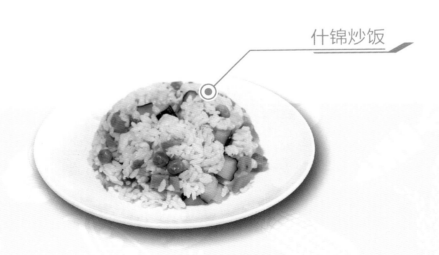

什锦炒饭

（大米生重55克）

重　　量：200 克　　肉　　　：10 克　　油　　　：2 克
可食部分：100 %　　鸡　　蛋：24 克
热　　量：376 千卡　蔬　　菜：46 克

饺子（素馅）

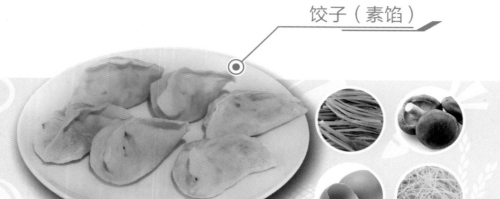

（每个22克）（面粉生重44克）

重　　量：132 克　　蔬　　菜：84 克
可食部分：100 %　　油　　　：3.5 克
热　　量：261.4 千卡　　盐　　　：0.6 克

饺子（三鲜馅）

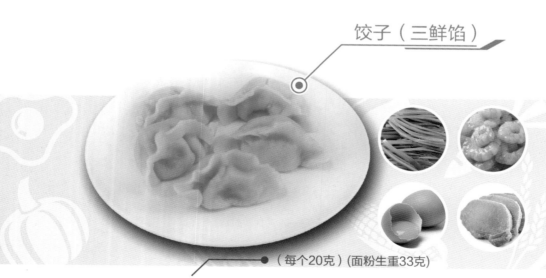

（每个20克）（面粉生重33克）

重　　量：100 克　　肉　　　：44 克　　蔬　　菜：2.5 克
可食部分：100 %　　虾　　　：10 克　　油　　　：3 克
热　　量：240 千卡　　鸡　蛋：7 克　　盐　　　：0.7 克

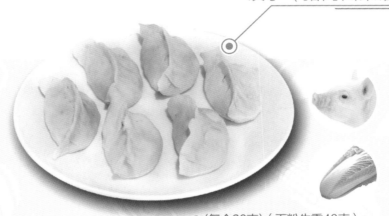

饺子（猪肉白菜馅）

(每个20克)（面粉生重40克）

重　　量：120 克	猪　　肉：24 克	盐　　　：0.6 克
可食部分：100 %	蔬　　菜：47 克	
热　　量：261.6 千卡	油　　　：3 克	

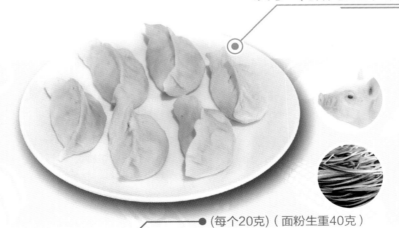

饺子（猪肉韭菜馅）

(每个20克)（面粉生重40克）

重　　量：120 克	猪　　肉：24 克	盐　　　：0.6 克
可食部分：100 %	蔬　　菜：47 克	
热　　量：300 千卡	油　　　：3 克	

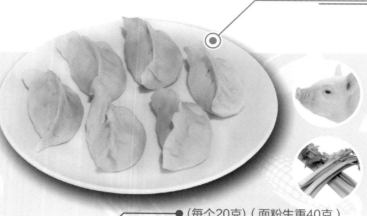

饺子（猪肉芹菜馅）

（每个20克）（面粉生重40克）

重　　量：120 克	猪　　肉：24 克	盐　　　：0.6 克
可食部分：100 %	蔬　　菜：47 克	
热　　量：303.6 千卡	油　　　：3 克	

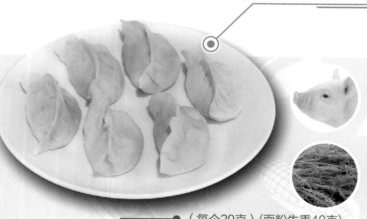

饺子（猪肉茴香馅）

（每个20克）（面粉生重40克）

重　　量：120 克	猪　　肉：24 克	盐　　　：0.6 克
可食部分：100 %	蔬　　菜：47 克	
热　　量：267.6 千卡	油　　　：3 克	

饺子（猪肉香菇馅）

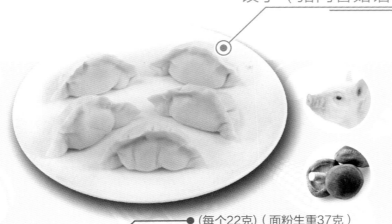

（每个22克）（面粉生重37克）

重　　量：110 克	猪　　肉：24 克	盐　　　　：0.6 克
可食部分：100 %	蔬　　菜：44 克	
热　　量：254.1 千卡	油　　　：3 克	

饺子（猪肉虾仁馅）

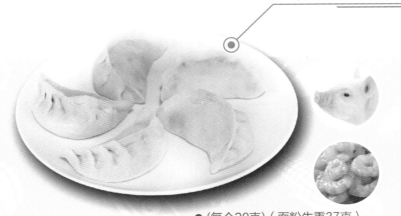

（每个20克）（面粉生重37克）

重　　量：110 克	猪　　肉：51 克	盐　　　　：0.5 克
可食部分：100 %	虾　　仁：22 克	
热　　量：293.7 千卡	油　　　：3 克	

饺子（鸡肉香菇馅）

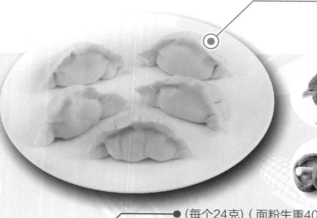

（每个24克）（面粉生重40克）

重　　量：120 克	鸡　　肉：24 克	盐　　　　：0.6 克	
可食部分：100 %	蔬　　菜：47 克		
热　　量：303.6 千卡	油　　　　：3 克		

饺子（海鳗猪肉馅）

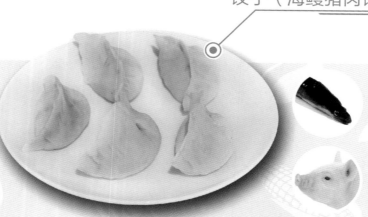

（每个22克）（面粉生重37克）

重　　量：110 克	猪　　肉：22 克	盐　　　　：0.5 克	
可食部分：100 %	鳗鱼肉：51 克		
热　　量：273.9 千卡	油　　　　：3 克		

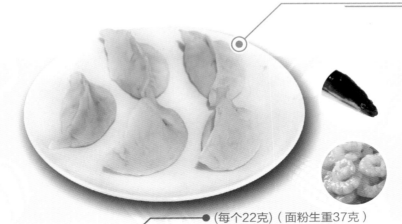

饺子（海鳗虾仁馅）

（每个22克）（面粉生重37克）

重　　量：110 克　　　虾　　仁：22 克　　盐　　　　：0.6 克
可食部分：100 %　　　鳗鱼肉：51 克
热　　量：292.6 千卡　油　　　：3 克

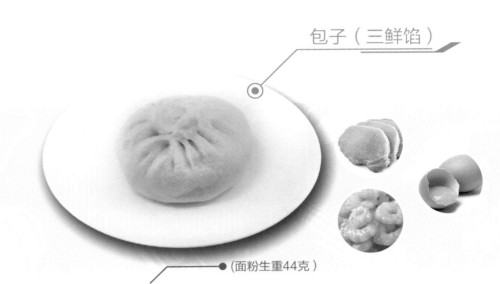

包子（三鲜馅）

（面粉生重44克）

重　　量：110 克　　　肉　　　：36 克　　油　　　　：3 克
可食部分：100 %　　　蛋　　　：18 克　　盐　　　　：0.5 克
热　　量：245.3 千卡　虾　　仁：9 克

包子（猪肉馅）

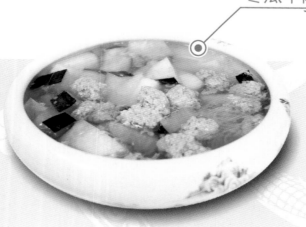

（面粉生重44克）

重 量：110 克	猪 肉：50 克	盐 ：0.5 克
可食部分：100 %	蔬 菜：13 克	
热 量：249.7 千卡	油 ：3 克	

冬瓜羊肉丸子汤

重 量：2000 克	羊 肉：250 克	盐 ：6 克
可食部分：100 %	蔬 菜：250 克	
热 量：2142.4 千卡	油 ：8 克	

西红柿炒鸡蛋

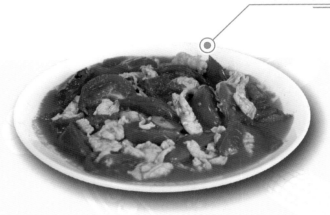

重　　量：无 克	鸡　　蛋：22 克	盐　　　　：2 克
可食部分：100 %	西 红 柿：51 克	
热　　量：346.8 千卡	油　　　：20 克	

西红柿鸡蛋汤

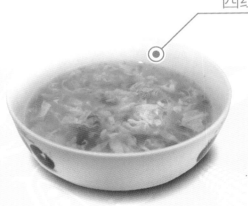

重　　量：300 克	鸡　　蛋：19 克
可食部分：100 %	蔬　　菜：30 克
热　　量：27.4 千卡	

鸡腿盒饭

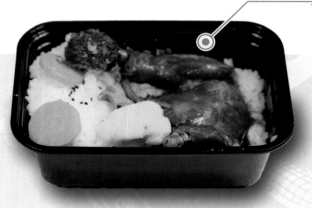

（大米生重150克）

重　　量：560 克　　肉（净重）：110 克　　盐　　　　：2 克
可食部分：100 %　　蔬　　菜：80 克
热　　量：744 千卡　　油　　　　：7 克

红烩牛肉盒饭

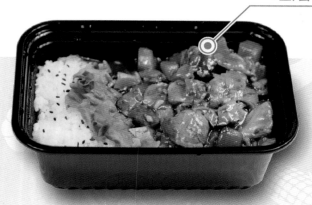

（大米生重150克）

重　　量：540 克　　肉（净重）：730 克　　盐　　　　：2 克
可食部分：100 %　　蔬　　菜：70 克
热　　量：706.4 千卡　　油　　　　：7 克

天津市科普重点项目资助

《中国居民膳食指南（2016）》科普宣传图书

居民膳食营养摄入选量

系列图谱（中）

油、盐摄入控量图谱

常改　陈慧　主编

天津出版传媒集团

天津科学技术出版社

前　　言

　　中国疾病预防控制中心的成人慢性病与营养健康监测显示，膳食不平衡是引发高血压、糖尿病、高脂血症、肥胖症等慢性病的重要因素之一，其对居民健康的负面影响日益增大。而合理膳食、均衡营养是预防慢性病最容易干预和自我控制的主要手段。为此中国营养学会组织专家通过大量的科学研究，根据我国居民饮食特点编制了《中国居民膳食指南》，以帮助居民合理选择食物、改善营养状况、预防慢性病发生。进行膳食营养干预和膳食自我控制的关键是膳食的评估和调整。但在日常生活中，膳食摄入的估量对大众百姓而言，却是个难点。

　　为了帮助普通百姓更深入地理解和运用《中国居民膳食指南》，促进合理膳食，我们以《中国居民膳食指南》推荐的平衡膳食概念、食物品种、摄入量和《中国食物成分表》提供的食物营养成分以及部分市场采购食物的实测数据和专业烹饪人士提供的行业经验数据为依据，用形象化的图片和科普化的注释，编辑了这套以普通百姓为阅读对象的科普版"居民膳食营养摄入选量系列图谱"。

本书共分三册。

上册《膳食摄入控量图谱》(基本食物篇——合理膳食,均衡营养)选编了日常生活中的 346 种常用食物,直接标出了食物估量的相关数值,让读者一看到某种具体食物,就可以根据图片及注释知道该食物的重量、可食入量、提供的能量和体现该食物特点的突出营养成分含量,从而方便地估算出自己全天的食物摄入情况。

中册《油、盐摄入控量图谱》(控油控盐篇——低盐少油,助力健康)主要针对目前人们油、盐摄入量较高问题,选择了高油脂(包括反式脂肪酸)和高盐的 96 种食物,用消耗掉该食物能量需要行走的步数和折合成 2 克盐勺的数量,形象地展现食物能量和含盐量,以提示读者关注,减少摄入;最后还编创了"适量饮酒"图谱 24 张,为饮酒人群提供参考。

下册《糖、饮水摄入控量图谱》(控糖饮水篇——小心"隐形"糖,每天足量水)在控糖内容中选编了 80 种人们最容易忽视的含糖饮料与高糖食物,将含糖量折算成方糖块数,直观地警示读者注意控糖。在饮水相关内容中,展示了 40 种不同容器的盛水量,方便读者对照衡量自己的饮水量。

为便于读者更好地学习掌握自我膳食评估方法,本书对于一些营养专业术语、食物推荐摄入标准、食物数据计算方式、食物类别特点介绍等相关内容以【知识驿站】板块编入每一册中,并采用了图片、图表等配合文字解释的形式展现,旨在使本书尽可能科普化的同时提高读者的阅读乐趣。

为方便计算和使用，适应大众日常使用习惯，书中能量单位统一使用卡路里，简称卡，缩写为 cal，其定义为在 1 个标准大气压下，将 1 克水提升 1 摄氏度所需要的热量（营养学中常以 15 摄氏度提升至 16 摄氏度计算）。本单位在计算食物热量时被广泛使用。

卡路里、大卡、千焦、焦耳等单位换算方式如下：

1 大卡 =1 千卡 =1000 卡路里（卡）

1 千焦 =1000 焦耳 =0.239 kcal

1 千卡（kcal）=4.184 千焦（kJ）

1 卡（cal）= 4.184 焦耳（J）

本书是为广大民众提供的自我估量膳食的简便工具，目的是传播平衡膳食理念，让普通百姓学会自行控制食物摄入和合理搭配，减少因膳食摄入不平衡引发的慢性病，从而促进居民健康水平的提高。本书也可以作为专业健康管理服务人员在宣传推广平衡膳食理念时的辅助工具。

在健康中国成为国策的今天，希望本书能够为传播《中国居民膳食指南》核心内容，为普及膳食营养知识、促进百姓合理饮食，为健康管理人员开展各类人群膳食指导、营养干预等起到有益的作用，也为改善居民膳食结构、促进居民健康、减少和预防慢性病的发生做出一份贡献。

编 者 名 单

主　编：

　　常　改　天津市疾病预防控制中心

　　陈　慧　天津力惠隆科技有限公司

副主编：

　　李　静　天津市疾病预防控制中心

　　潘　怡　天津市疾病预防控制中心

　　郑文龙　天津市疾病预防控制中心

　　辛　鹏　天津市疾病预防控制中心

　　王子兵　潍坊市人民医院

编　委：

　　郭　皓　天津力惠隆科技有限公司

　　朱传芳　天津市疾病预防控制中心

　　王文娟　天津市疾病预防控制中心

李昌昆　天津市疾病预防控制中心

范莉莉　天津市疾病预防控制中心

美　工：

王京跃　天津力惠隆科技有限公司

摄　影：

王金龙　天津力惠隆科技有限公司

目　录

本册编写说明

据国家营养监测显示，我国居民烹调油与油脂类食物摄入量普遍较高，食用盐摄入量虽有所减低，但仍处于较高水平。而过多的油盐摄入是多种慢性病发生风险增加的重要因素。本册将控油、控盐分为两个专题编写。鉴于过量饮酒也与多种疾病相关，特编写了"适量饮酒"部分放在最后，为饮酒人群提供参考。

在控油篇中选编了60种生活中食用频率较高的油炸食品、高脂肪食物、含反式脂肪酸食物以及人们容易忽视的含油食物。在图谱中标示出食物重量与能量，并与快步走消耗能量做对比，将该食物提供的能量折算为消耗同等能量所需要快步走的步数。读者可以清楚地计算出自己摄入的脂肪量和要消耗掉这些脂肪所应进行快步走的步数。

在控盐篇中选编了36种高盐食品和在生活中容易忽略的含盐食物，在图谱中标示出食物重量与含盐量，并将食物的含盐量折算为直观的2克盐勺数量，便于读者计算自己日常的盐摄入量。

在"适量饮酒"篇中选编了24种不同类别和不同酒精含量的酒品，在图谱中标出了酒的重量、热量和酒精含量，为读者计算不同容量的酒品的酒精量提供参考。

两个专篇和附录中除食物图谱的标注外，还针对控油、控盐、限酒相关的专业知识提供了插图和附表，是读者调控自己油、盐、酒摄入量的参考资料。为了您的健康，务请认真阅读。

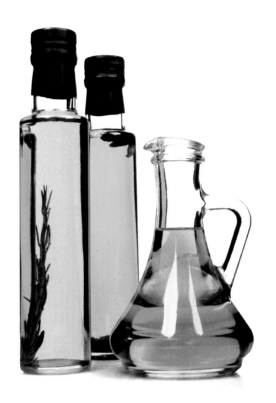

控 油

减油！

预防肥胖和高血脂

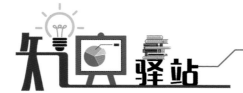

小贴士　　日常控油4法

（1）培养清淡口味，循序渐进，逐步降低摄入量。

（2）定量控制，使用有刻度的烹调油容器，按个人一天用量设定控制目标，每餐按量放入。

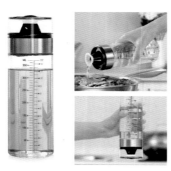
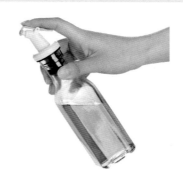
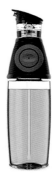

（3）合理选择烹调方法，多采用蒸、煮、炖、焖、拌、水滑等，少用煎、炒、炸等。

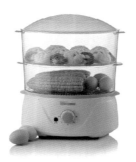
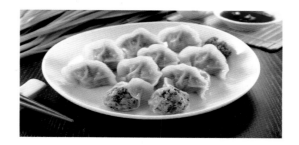

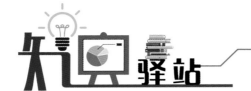

"吃"也是有学问的！
一起来了解下吧！

小 贴 士　　　日常控油4法

（4）少食油炸食品、糕点及零食。

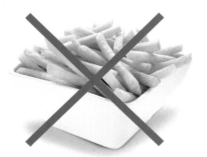

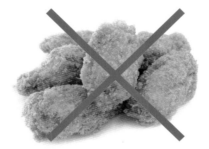

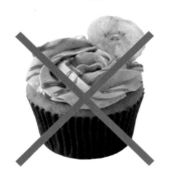

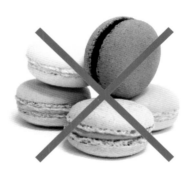

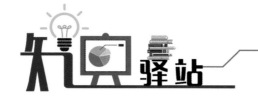

"吃"也是有学问的!
一起来了解下吧!

小贴士　关注油炸食品吸油率，控制隐形油

　　油炸食品口感好，香味足，对食用者有很大的诱惑，极容易食用过量。油炸食品是高脂肪高能量食物，很容易造成油脂摄入过多和能量过剩，且反复高温油炸会产生多种有害物质。因此除了控制油脂（食用油、动物脂肪）直接摄入，更要注意控制油炸食品中的"隐形油"。

油炸食物的吸油率

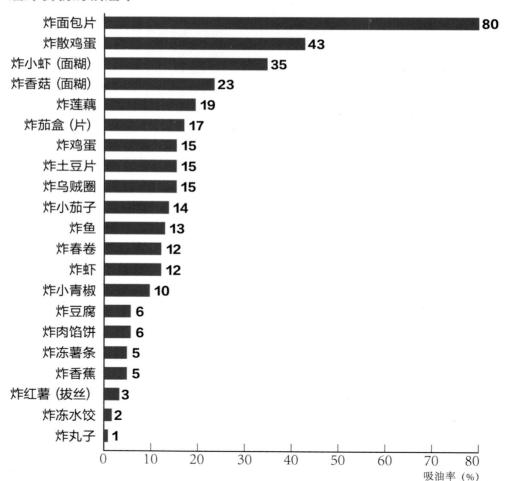

食物	吸油率（%）
炸面包片	80
炸散鸡蛋	43
炸小虾（面糊）	35
炸香菇（面糊）	23
炸莲藕	19
炸茄盒（片）	17
炸鸡蛋	15
炸土豆片	15
炸乌贼圈	15
炸小茄子	14
炸鱼	13
炸春卷	12
炸虾	12
炸小青椒	10
炸豆腐	6
炸肉馅饼	6
炸冻薯条	5
炸香蕉	5
炸红薯（拔丝）	3
炸冻水饺	2
炸丸子	1

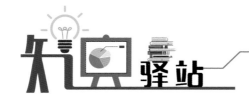

小贴士　　认识反式脂肪酸

在油脂的化学结构中，脂肪酸的氢原子分布在不饱和键的同侧，成为顺式脂肪酸；分布在不饱和键的两侧，则称为反式脂肪酸。常用植物油的脂肪酸几乎均为顺式脂肪酸。部分氢化的植物油可产生反式脂肪酸，如：氢化油脂、人造黄油、起酥油、植脂末等都含有一定量的反式脂肪酸。

研究表明，反式脂肪酸摄入量多时，可升高低密度脂蛋白胆固醇（被称为"坏的胆固醇"），降低高密度脂蛋白胆固醇（被称为"好的胆固醇"），增加患动脉粥样硬化和冠心病的风险，可干扰必需脂肪酸代谢，可能影响儿童的生长发育及神经系统健康。

反式脂肪酸的危害目前已得到科学界的认可。可能含有反式脂肪酸的代表性加工食品品种有：糕点（蛋糕、派、萨其马、其他糕点）、比萨、汉堡、三明治、饼干、面包（包括牛角、奶油或其他）、方便面、小吃、速冻食品、膨化食品、速溶咖啡/咖啡伴侣、奶茶、奶精、月饼、酱类等。

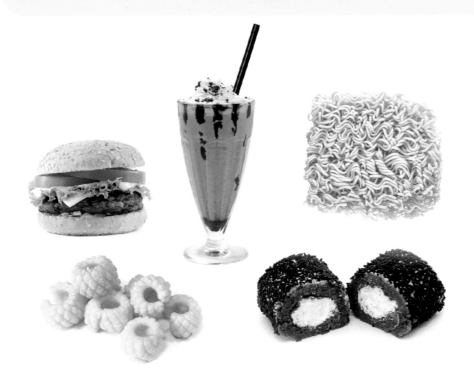

摄入重点提示

　　据中国居民营养与健康状况监测结果显示：我国城乡居民食用油平均摄入量普遍较高，大大超过《中国居民膳食指南》推荐的成人每天烹调油摄入量为 25~30 克的标准。因此，建议居民在日常生活中减少烹调油和动物脂肪用量，要求 4 岁以上人群膳食总脂肪提供能量应占总能量的 20%~30%。

　　除了控制烹调油和动物脂肪外，还应少食用油炸食品、含有较高

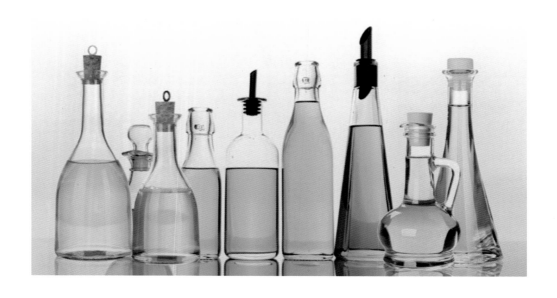

饱和脂肪酸和反式脂肪酸的食物。

　　《中国居民膳食营养素参考摄入量（2013版）》提出"我国 2 岁以上儿童和成人膳食中来源于食品工业加工产生的反式脂肪酸的每日最高摄入量小于总能量的 1%"，大约相当于 2 克。

豆腐干
75 克

消耗掉需要快步行走
6210 步

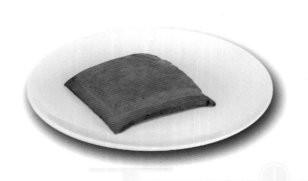

重　量：75 克　　　热　量：310.5 千卡
可食部：100 %　　　含脂肪：26.4 克

油条
75 克

消耗掉需要快步行走
5820 步

重　量：75 克　　　热　量：291 千卡
可食部：100 %　　　含脂肪：13.2 克

蚕豆（炸）
20 克

消耗掉需要快步行走
1788 步

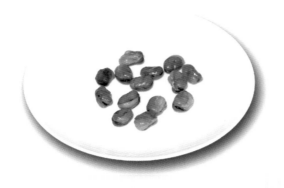

重　量：20 克　　　　热　量：89.4 千卡
可食部：100 %　　　　含脂肪：4 克

杏仁
30 克

消耗掉需要快步行走
3240 步

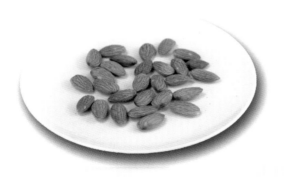

重　量：30 克　　　　热　量：162 千卡
可食部：100 %　　　　含脂肪：12.9 克

松子（熟）
30 克

消耗掉需要快步行走
2194 步

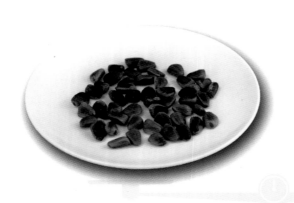

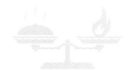

重　量：30 克　　热　量：109.7 千卡
可食部：69 %　　含脂肪：8.4 克

腰果（熟）
30 克

消耗掉需要快步行走
3546 步

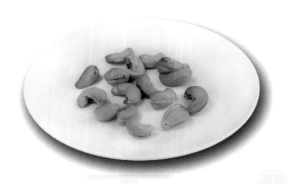

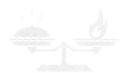

重　量：30 克　　热　量：178.2 千卡
可食部：100 %　　含脂肪：15.3 克

榛子（熟）
30 克

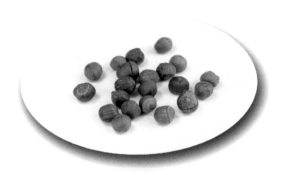

消耗掉需要快步行走
2443 步

重　量：30 克　　热　量：122.2 千卡
可食部：66 %　　含脂肪：11.3 克

开心果
25 克

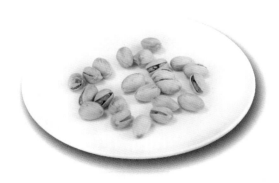

消耗掉需要快步行走
2517 步

重　量：25 克　　热　量：125.9 千卡
可食部：82 %　　含脂肪：10.9 克

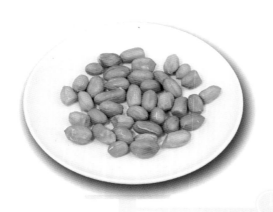

花生仁（生）
30 克

消耗掉需要快步行走
3444 步

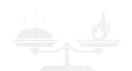

重　量：30 克　　　热　量：172.2 千卡
可食部：100 %　　　含脂肪：13.3 克

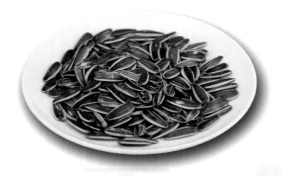

葵花籽
30 克

消耗掉需要快步行走
1633 步

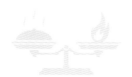

重　量：30 克　　　热　量：81.6 千卡
可食部：48 %　　　　含脂肪：7.1 克

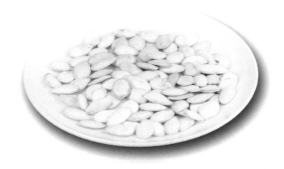

南瓜子（熟）
30 克

消耗掉需要快步行走
2472 步

重　量：30 克　　热　量：123.6 千卡
可食部：69 %　　含脂肪：10.9 克

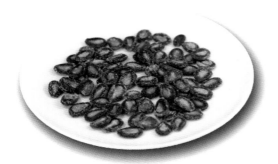

西瓜子
25 克

消耗掉需要快步行走
1011 步

重　量：25 克　　热　量：50.5 千卡
可食部：38 %　　含脂肪：12.9 克

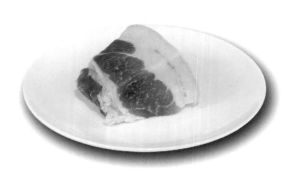

猪肉（肥瘦相间）
150 克

消耗掉需要快步行走
11850 步

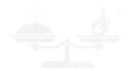

重　量：150 克　　热　量：592.5 千卡
可食部：100 %　　含脂肪：55.5 克

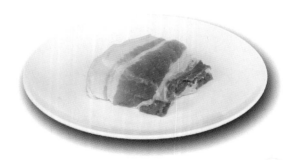

猪肉（肋条）
100 克

消耗掉需要快步行走
10906 步

重　量：100 克　　热　量：545.3 千卡
可食部：100 %　　含脂肪：56.6 克

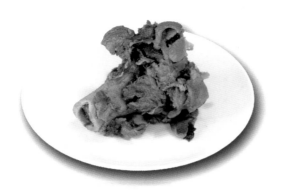

猪棒肘（熟）
196 克

消耗掉需要快步行走
8862 步

重　量：196 克	热　量：443.1 千卡
可食部：72 %	含脂肪：34.6 克

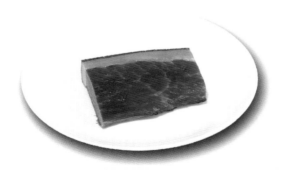

腊肉
80 克

消耗掉需要快步行走
11072 步

重　量：80 克	热　量：553.6 千卡
可食部：100 %	含脂肪：54.5 克

扒猪脸（熟）
56 克

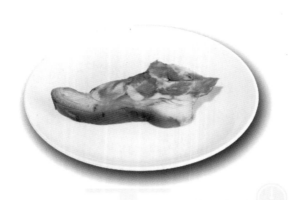

消耗掉需要快步行走
3886 步

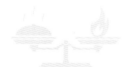

重　量：56 克　　热　量：194.3 千卡
可食部：100 %　　含脂肪：16.6 克

香肠
30 克

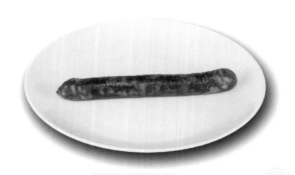

消耗掉需要快步行走
3048 步

重　量：30 克　　热　量：152.4 千卡
可食部：100 %　　含脂肪：12.2 克

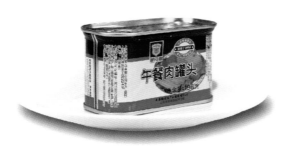

午餐肉
198 克

消耗掉需要快步行走
12800 步

重　量：198 克　　热　量：640 千卡
可食部：100 %　　含脂肪：60.2 克

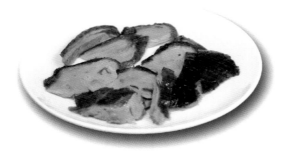

烤鸭
100 克

消耗掉需要快步行走
8720 步

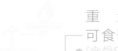

重　量：100 克　　热　量：436 千卡
可食部：100 %　　含脂肪：30.7 克
（含骨80%）

奶油
60 克

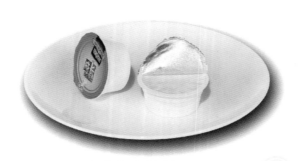

消耗掉需要快步行走
9420 步

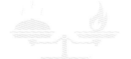

重　量：60 克　　　热　量：471 千卡
可食部：100 %　　　含脂肪：51.6 克

炸糕
100 克

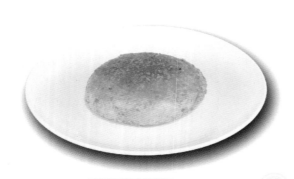

消耗掉需要快步行走
5640 步

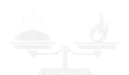

重　量：100 克　　　热　量：282 千卡
可食部：100 %　　　含脂肪：12.3 克

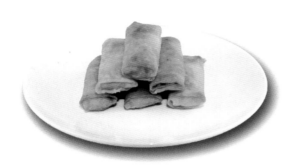

春卷（素馅）
100 克

消耗掉需要快步行走
9300 步

重　量：100 克	热　量：465 千卡
可食部：100 %	含脂肪：33.7 克

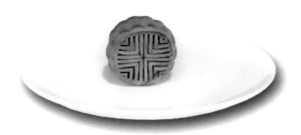

月饼（奶油松仁馅）
130 克

消耗掉需要快步行走
11596 步

重　量：130 克	热　量：579.8 千卡
可食部：100 %	含脂肪：27.8 克

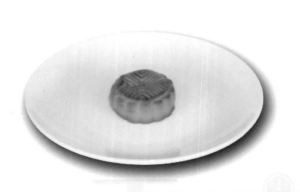

月饼（五仁馅）
50 克

消耗掉需要快步行走
4240 步

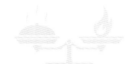

重　量：50 克　　　热　量：212 千卡
可食部：100 %　　　含脂肪：8 克

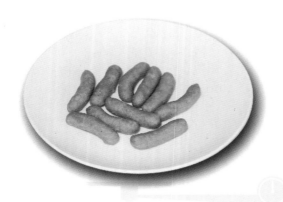

江米条
20 克

消耗掉需要快步行走
1760 步

重　量：20 克　　　热　量：88 千卡
可食部：100 %　　　含脂肪：2.3 克

麻花
50 克

消耗掉需要快步行走
5270 步

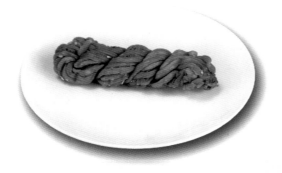

重　　量：50 克　　　热　　量：263.5 千卡
可食部：100 %　　　含脂肪：15.8 克

桃酥
70 克

消耗掉需要快步行走
6762 步

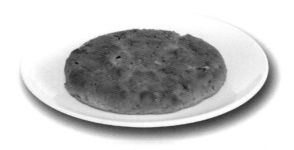

重　　量：70 克　　　热　　量：338.1 千卡
可食部：100 %　　　含脂肪：15.3 克

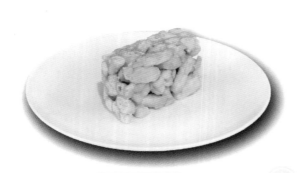

萨其马蛋酥
40 克

消耗掉需要快步行走
4048 步

重　　量：40 克　　　热　　量：202.4 千卡
可食部：100 %　　　含脂肪：12.2 克

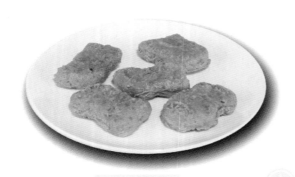

上校鸡块
83 克

消耗掉需要快步行走
4332 步

重　　量：83 克　　　热　　量：216.6 千卡
可食部：100 %　　　含脂肪：10.4 克

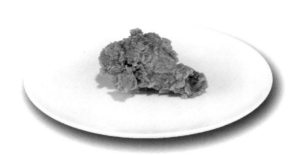

辣鸡翅
42 克

消耗掉需要快步行走
1897 步

重　量：42 克	热　量：94.8 千卡
可食部：100 %	含脂肪：6.6 克

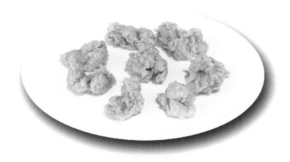

劲爆鸡米花
50 克

消耗掉需要快步行走
3020 步

重　量：50 克	热　量：151 千卡
可食部：100 %	含脂肪：9.5 克

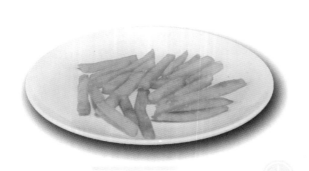

薯条
25 克

消耗掉需要快步行走
1490 步

重　量：25 克	热　量：74.5 千卡
可食部：100 %	含脂肪：3.9 克

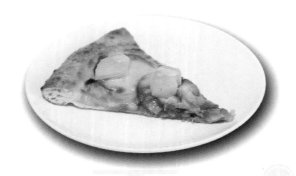

比萨
72 克

消耗掉需要快步行走
3384 步

重　量：72 克	热　量：169.2 千卡
可食部：100 %	含脂肪：4.9 克

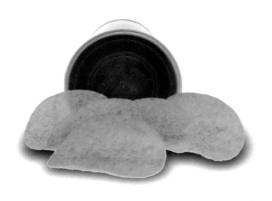

炸薯片
40 克

消耗掉需要快步行走

4920 步

重　量：40 克　　热　量：246 千卡
可食部：100 %　　含脂肪：19.4 克

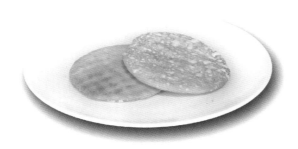

雪米饼
12 克

消耗掉需要快步行走

1111 步

重　量：12 克　　热　量：55.6 千卡
可食部：100 %　　含脂肪：2.1 克

锅巴（小米）
30 克

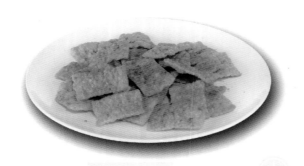

消耗掉需要快步行走
3324 步

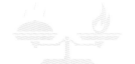

重　　量：30 克　　　热　　量：166.2 千卡
可食部：100 %　　　含脂肪：11.1 克

油饼
100 克

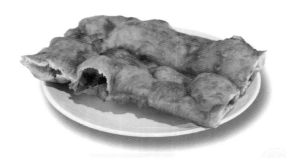

消耗掉需要快步行走
8060 步

重　　量：100 克　　　热　　量：403 千卡
可食部：100 %　　　含脂肪：22.9 克

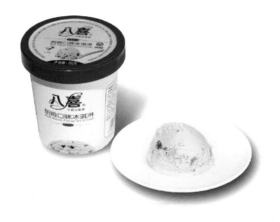

冰激凌（一勺）
40 克

消耗掉需要快步行走
1688 步

重　　量：40 克　　　热　　量：84.4 千卡
可食部：100 %　　　含脂肪：5.1 克

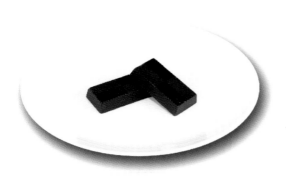

巧克力
24 克

消耗掉需要快步行走
2827 步

重　　量：24 克　　　热　　量：141.4 千卡
可食部：100 %　　　含脂肪：9.6 克

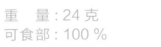

辣椒油
5 克

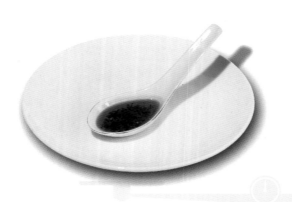

消耗掉需要快步行走
900 步

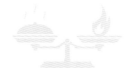

重　量：5 克　　　　热　量：45 千卡
可食部：100 %　　　含脂肪：5 克

花生油
10 克

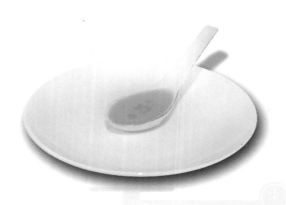

消耗掉需要快步行走
1800 步

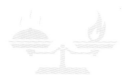

重　量：10 克　　　热　量：90 千卡
可食部：100 %　　　含脂肪：10 克

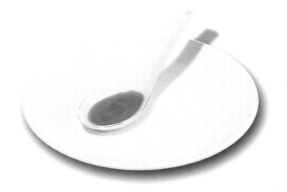

芝麻油
5 克

消耗掉需要快步行走
898 步

重　量：5 克　　　　热　量：44.9 千卡
可食部：100 %　　　　含脂肪：5 克

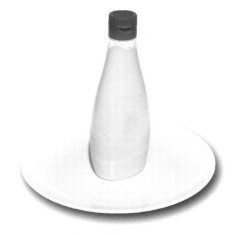

沙拉酱
150 克

消耗掉需要快步行走
21720 步

重　量：150 克　　　　热　量：1086 千卡
可食部：100 %　　　　含脂肪：118.2 克

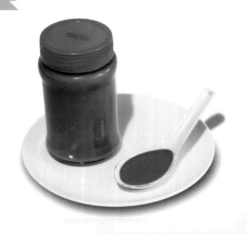

芝麻酱（一勺）
10 克

消耗掉需要快步行走
1374 步

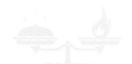

重　　量：10 克　　　热　　量：68.7 千卡
可食部：100 %　　　含脂肪：6.7 克

蛋糕
50 克

消耗掉需要快步行走
3480 步

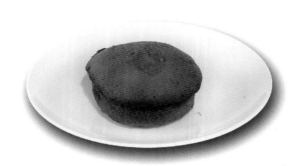

重　　量：50 克　　　热　　量：174 千卡
可食部：100 %　　　含脂肪：2.6 克
　　　　　　　　　　反式脂肪酸：0.5 克

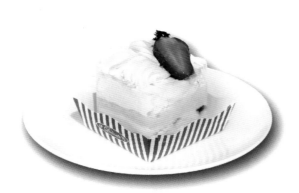

奶油蛋糕
105 克

消耗掉需要快步行走
7960 步

重　　量：105 克　　　热　　量：398 千卡
可食部：100 %　　　含脂肪：14.6 克
　　　　　　　　　　反式脂肪酸：6.4 克

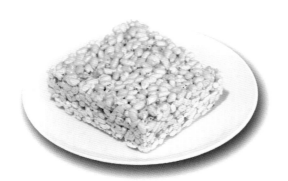

米花糖
45 克

消耗掉需要快步行走
3465 步

重　　量：45 克　　　热　　量：173.3 千卡
可食部：100 %　　　含脂肪：1.5 克
　　　　　　　　　　反式脂肪酸：0.38 克

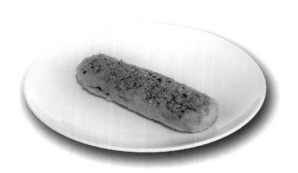

酥皮糕点
46 克

消耗掉需要快步行走
3947 步

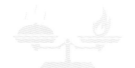

重　量：46 克
可食部：100 %

热　量：197.3 千卡
含脂肪：7.1 克
反式脂肪酸：3.1 克

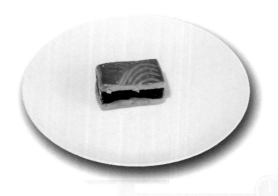

硬皮糕点
45 克

消耗掉需要快步行走
3861 步

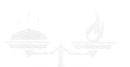

重　量：45 克
可食部：100 %

热　量：193.1 千卡
含脂肪：7 克
反式脂肪酸：0.31 克

甜玉米粒
30 克

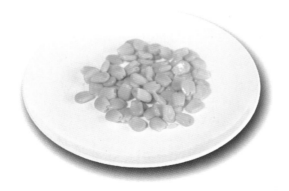

消耗掉需要快步行走
714 步

重　量：30 克　　　热　量：35.7 千卡
可食部：100 %　　　含脂肪：0.1 克
　　　　　　　　　　反式脂肪酸：0.1 克

玉米片
20 克

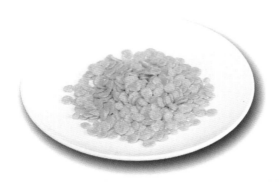

消耗掉需要快步行走
1460 步

重　量：20 克　　　热　量：73 千卡
可食部：100 %　　　含脂肪：0.2 克
　　　　　　　　　　反式脂肪酸：0.03 克

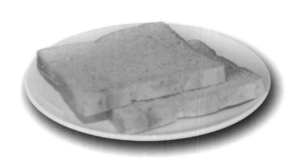

面包
50 克

消耗掉需要快步行走
3130 步

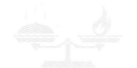

重　量：50 克
可食部：100 %

热　量：156.5 千卡
含脂肪：2.6 克
反式脂肪酸：1.2 克

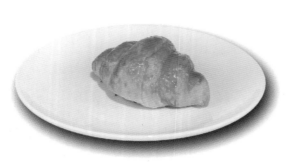

法式牛角面包
27 克

消耗掉需要快步行走
2041 步

重　量：27 克
可食部：100 %

热　量：102.1 千卡
含脂肪：3.9 克
反式脂肪酸：1 克

奶油饼干
30 克

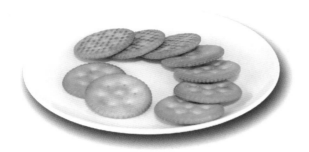

消耗掉需要快步行走
2586 步

重　量：30 克　　热　量：129.3 千卡
可食部：100 %　　含脂肪：3.9 克
　　　　　　　　　反式脂肪酸：1 克

曲奇饼
20 克

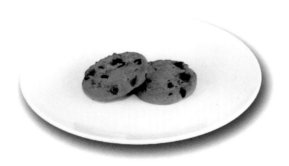

消耗掉需要快步行走
2184 步

重　量：20 克　　热　量：109.2 千卡
可食部：100 %　　含脂肪：6.3 克
　　　　　　　　　反式脂肪酸：1.14 克

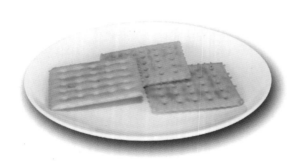

苏打饼干
24 克

消耗掉需要快步行走
1958 步

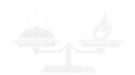

重　量：24 克　　　　热　量：97.9 千卡
可食部：100 %　　　　含脂肪：1.8 克
　　　　　　　　　　　反式脂肪酸：0.65 克

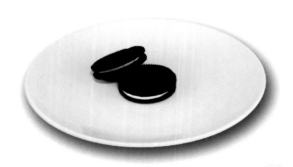

饼干（奶油夹心）
20 克

消耗掉需要快步行走
1976 步

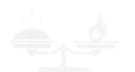

重　量：10 克　　　　热　量：89.8 千卡
可食部：100 %　　　　含脂肪：3.2 克
　　　　　　　　　　　反式脂肪酸：1.3 克

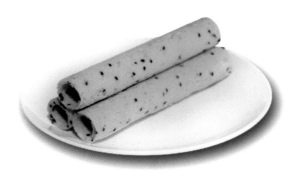

蛋酥卷
60 克

消耗掉需要快步行走
6276 步

重　量：60 克　　　热　量：313.8 千卡
可食部：100 %　　　含脂肪：21.2 克
　　　　　　　　　　反式脂肪酸：0.4 克

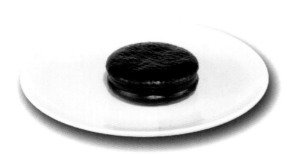

巧克力派
34 克

消耗掉需要快步行走
2890 步

重　量：34 克　　　热　量：144.5 千卡
可食部：100 %　　　含脂肪：6 克
　　　　　　　　　　反式脂肪酸：1.1 克

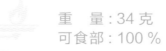

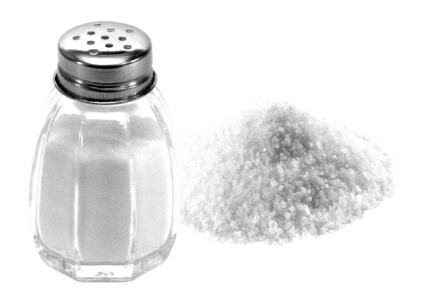

控 盐

减盐！

预防心脑血管疾病

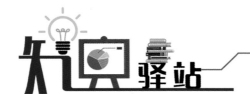

"吃"也是有学问的！
一起来了解下吧！

小贴士　日常控盐5法，减少盐摄入

（1）选用新鲜食材，巧用替代法。体验保留新鲜食材天然味道；使用提高菜肴鲜香味的花椒、大料、葱、姜、蒜、醋、柠檬汁等天然调味品，通过不同味道的调节替代部分盐和酱油。减少对食盐的摄入量。

（2）学习量化，使用能够限盐的工具，计量盐勺、盐罐等，按照餐次食物分配比例计算，做好用盐总量控制。

（3）适量控制肉类。肉类烹饪用盐较多，适量食用可减少盐的摄入。相反，蔬菜不易吸盐。

（4）合理运用烹调方法。烹制菜肴可以在快出锅时再加盐，能够在保持同样咸度的情况下，减少用盐量。

（5）注意隐形盐，少吃高盐（钠）食品。腌制品、某些预包装食品及零食，都是高盐（钠）食物。如：腌制菜、咸鸭蛋、辣椒酱、豆瓣酱、鸡精、味精、酱油、方便面、甘草杏、地瓜干、九制梅肉、盐水鸭、低脂奶酪、海米等，还有一些食品吃起来虽然没有咸味，但加工过程中都添加食盐。如：面条、玉米片、饼干、面包、油条、比萨、三明治等。购买或食用腌制品、预包装食品和某些零食时要注意查看食品营养标签，避免高盐（钠）摄入。

摄入重点提示

食盐由氯化钠组成。研究表明，食盐摄入过多会增加血压升高发生风险，并与胃癌和脑卒中有关。因此要降低食盐摄入，中国居民膳食指南推荐每天每人食盐摄入量不超过 6 克。但在日常的控盐中，"隐形盐"最容易被忽略：一些加工食品虽然吃起来没有咸味，但在加工过程中都添加了食盐，如面条、面包、饼干等；而鸡精、味精等调料及某些腌制品和预包装食品都含较高的钠，属于高盐（钠）食品，应特别注意与摄入的盐量合并计算，以真正减少盐摄入。

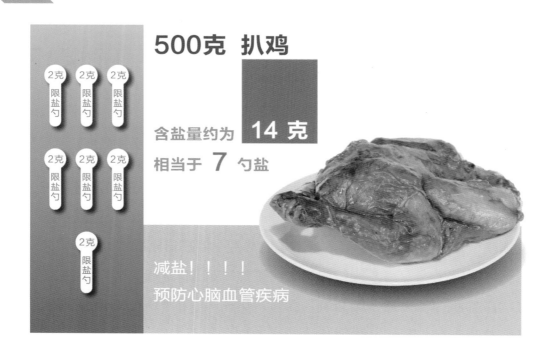

500克 扒鸡

含盐量约为 **14 克**

相当于 **7** 勺盐

减盐！！！！

预防心脑血管疾病

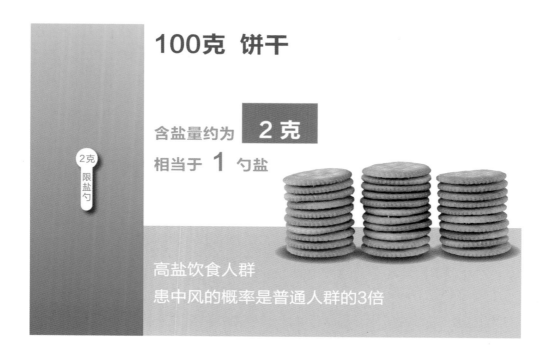

100克 饼干

含盐量约为 **2 克**

相当于 **1** 勺盐

高盐饮食人群

患中风的概率是普通人群的3倍

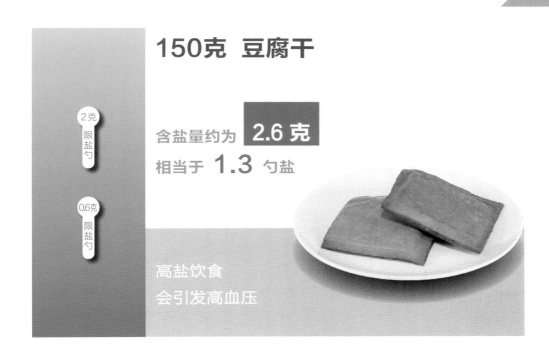

150克 豆腐干

2克
限盐勺

0.6克
限盐勺

含盐量约为 **2.6克**

相当于 **1.3** 勺盐

高盐饮食
会引发高血压

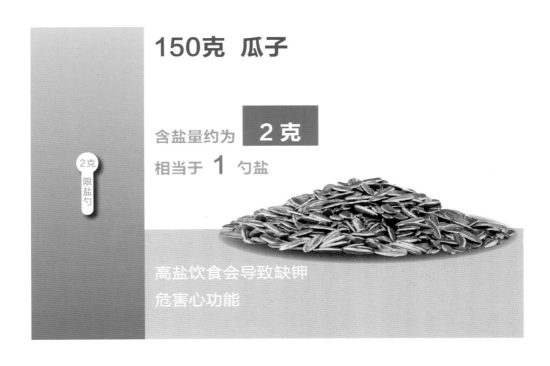

150克 瓜子

2克
限盐勺

含盐量约为 **2克**

相当于 **1** 勺盐

高盐饮食会导致缺钾
危害心功能

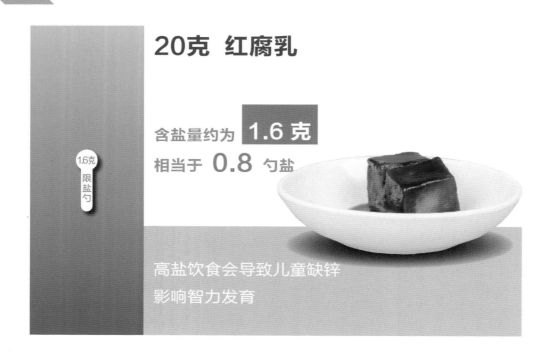

20克 红腐乳

含盐量约为 **1.6 克**

相当于 **0.8** 勺盐

1.6克 限盐勺

高盐饮食会导致儿童缺锌
影响智力发育

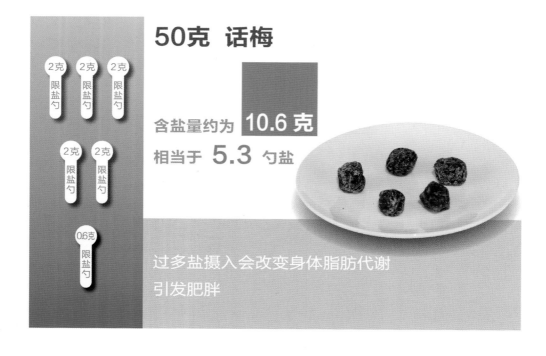

50克 话梅

2克 限盐勺　2克 限盐勺　2克 限盐勺
2克 限盐勺　2克 限盐勺
0.6克 限盐勺

含盐量约为 **10.6 克**

相当于 **5.3** 勺盐

过多盐摄入会改变身体脂肪代谢
引发肥胖

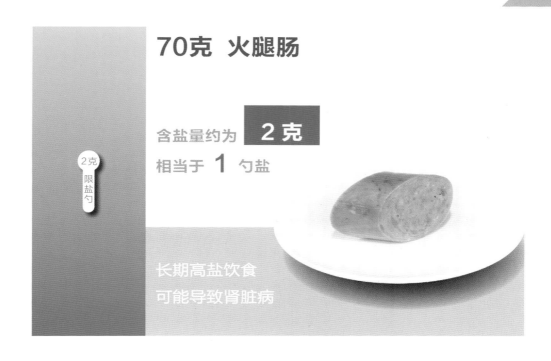

70克 火腿肠

含盐量约为 **2克**

相当于 **1** 勺盐

2克 限盐勺

长期高盐饮食
可能导致肾脏病

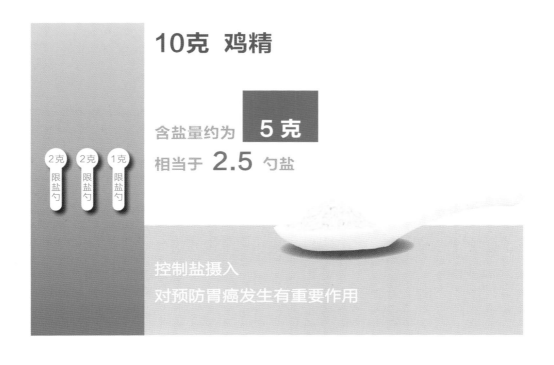

10克 鸡精

含盐量约为 **5克**

相当于 **2.5** 勺盐

2克 限盐勺　2克 限盐勺　1克 限盐勺

控制盐摄入
对预防胃癌发生有重要作用

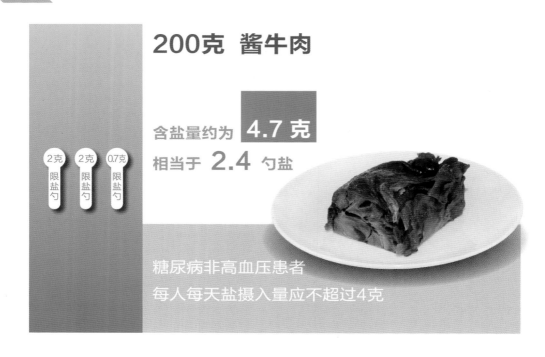

200克 酱牛肉

含盐量约为 **4.7 克**

相当于 **2.4** 勺盐

2克 限盐勺　2克 限盐勺　0.7克 限盐勺

糖尿病非高血压患者
每人每天盐摄入量应不超过4克

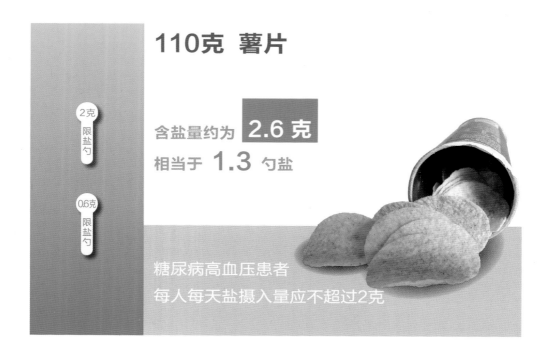

110克 薯片

含盐量约为 **2.6克**

相当于 **1.3** 勺盐

2克 限盐勺

0.6克 限盐勺

糖尿病高血压患者
每人每天盐摄入量应不超过2克

20克 辣椒酱

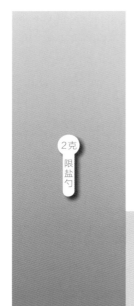

含盐量约为 **2克**

相当于 **1** 勺盐

高血压患者
每人每天盐摄入量应不超过3克

13克 酱油

含盐量约为 **2克**

相当于 **1** 勺盐

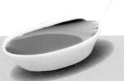

晚放盐比早放盐用的量要少
炒菜时在快要出锅时放盐
凉拌菜在快要吃时再放盐

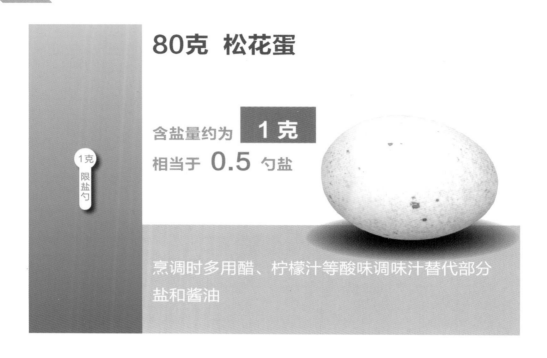

80克 松花蛋

含盐量约为 **1克**

相当于 **0.5** 勺盐

1克
限盐勺

烹调时多用醋、柠檬汁等酸味调味汁替代部分盐和酱油

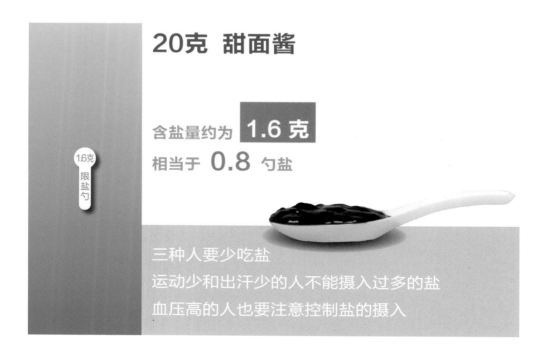

20克 甜面酱

含盐量约为 **1.6克**

相当于 **0.8** 勺盐

1.6克
限盐勺

三种人要少吃盐

运动少和出汗少的人不能摄入过多的盐

血压高的人也要注意控制盐的摄入

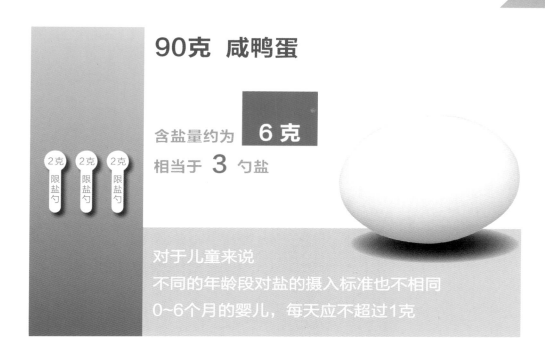

90克 咸鸭蛋

含盐量约为 **6克**

相当于 **3** 勺盐

2克 限盐勺　2克 限盐勺　2克 限盐勺

对于儿童来说

不同的年龄段对盐的摄入标准也不相同

0~6个月的婴儿，每天应不超过1克

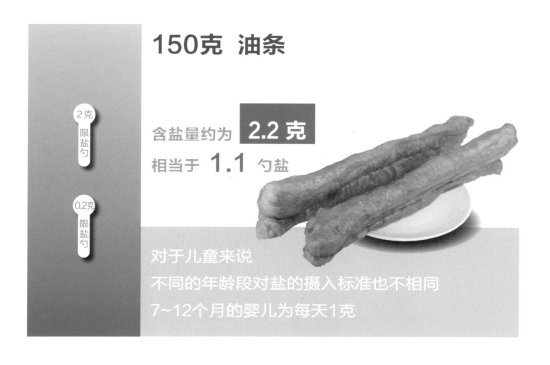

150克 油条

含盐量约为 **2.2克**

相当于 **1.1** 勺盐

2克 限盐勺

0.2克 限盐勺

对于儿童来说

不同的年龄段对盐的摄入标准也不相同

7~12个月的婴儿为每天1克

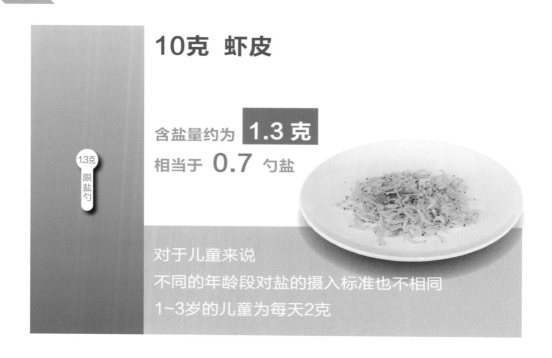

10克 虾皮

含盐量约为 **1.3 克**

相当于 **0.7** 勺盐

1.3克
限盐勺

对于儿童来说

不同的年龄段对盐的摄入标准也不相同

1~3岁的儿童为每天2克

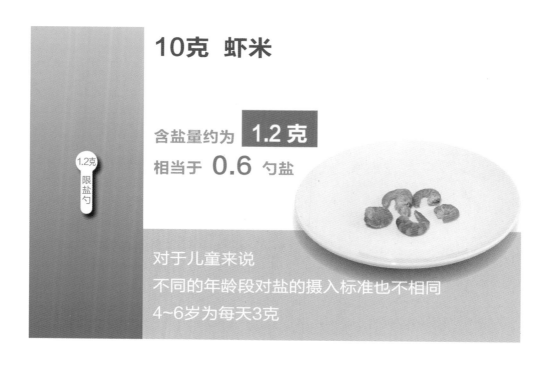

10克 虾米

含盐量约为 **1.2 克**

相当于 **0.6** 勺盐

1.2克
限盐勺

对于儿童来说

不同的年龄段对盐的摄入标准也不相同

4~6岁为每天3克

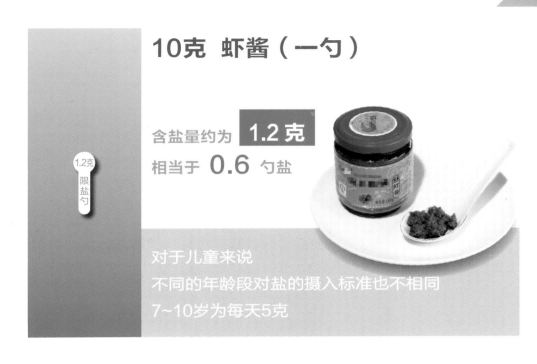

10克 虾酱（一勺）

含盐量约为 **1.2 克**

相当于 **0.6** 勺盐

1.2克 限盐勺

对于儿童来说
不同的年龄段对盐的摄入标准也不相同
7~10岁为每天5克

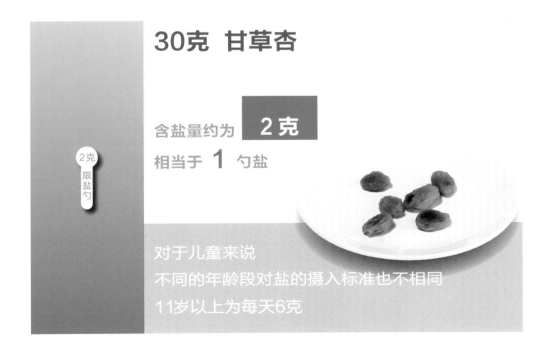

30克 甘草杏

含盐量约为 **2 克**

相当于 **1** 勺盐

2克 限盐勺

对于儿童来说
不同的年龄段对盐的摄入标准也不相同
11岁以上为每天6克

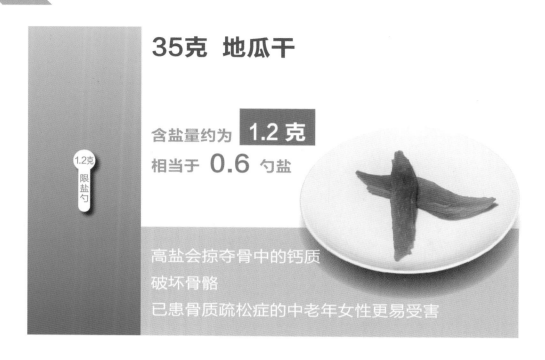

35克 地瓜干

含盐量约为 **1.2克**

相当于 **0.6** 勺盐

1.2克
限盐勺

高盐会掠夺骨中的钙质
破坏骨骼
已患骨质疏松症的中老年女性更易受害

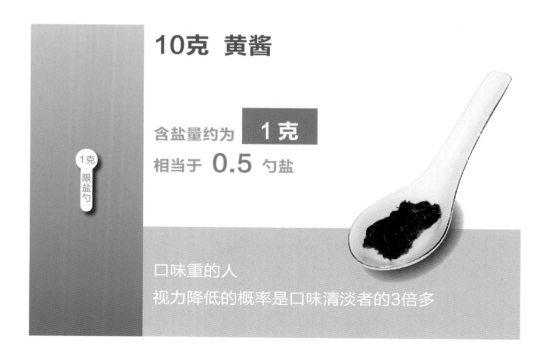

10克 黄酱

含盐量约为 **1克**

相当于 **0.5** 勺盐

1克
限盐勺

口味重的人
视力降低的概率是口味清淡者的3倍多

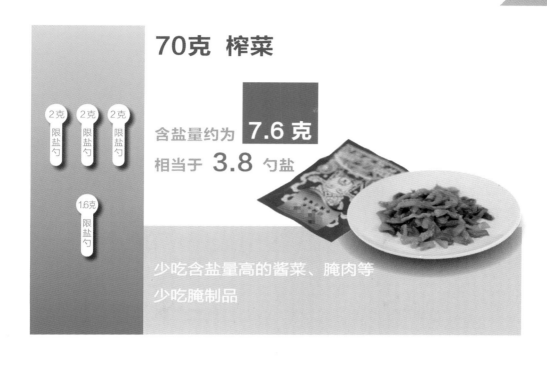

70克 榨菜

2克 限盐勺　2克 限盐勺　2克 限盐勺

1.6克 限盐勺

含盐量约为 **7.6克**

相当于 **3.8** 勺盐

少吃含盐量高的酱菜、腌肉等
少吃腌制品

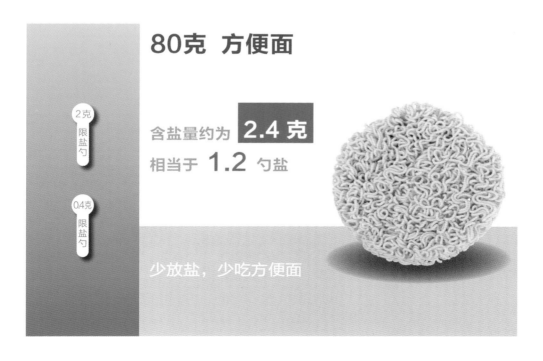

80克 方便面

2克 限盐勺

0.4克 限盐勺

含盐量约为 **2.4克**

相当于 **1.2** 勺盐

少放盐，少吃方便面

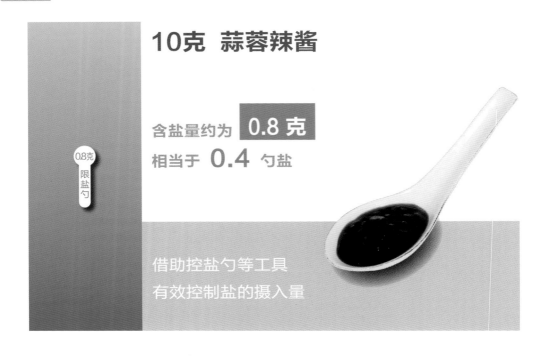

10克 蒜蓉辣酱

含盐量约为 **0.8 克**

相当于 **0.4** 勺盐

借助控盐勺等工具
有效控制盐的摄入量

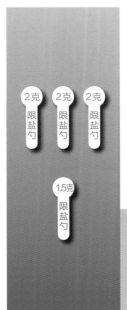

78克 酱黄瓜

含盐量约为 **7.5克**

相当于 **3.8** 勺盐

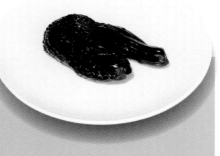

多吃新鲜水果补钾
促进体内钠钾平衡

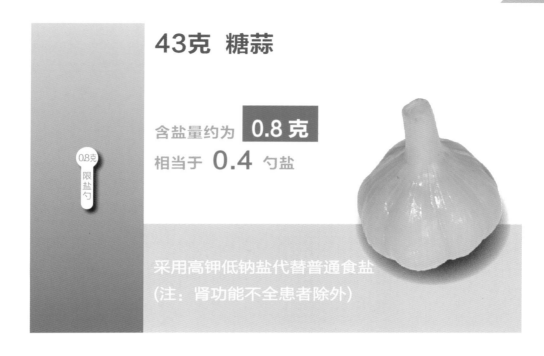

43克 糖蒜

含盐量约为 **0.8克**

相当于 **0.4** 勺盐

0.8克 限盐勺

采用高钾低钠盐代替普通食盐
（注：肾功能不全患者除外）

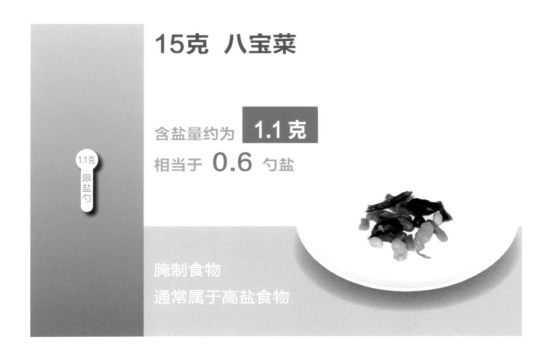

15克 八宝菜

含盐量约为 **1.1克**

相当于 **0.6** 勺盐

1.1克 限盐勺

腌制食物
通常属于高盐食物

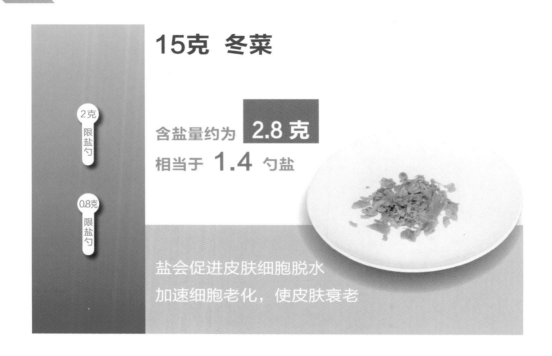

15克 冬菜

2克
限盐勺

0.8克
限盐勺

含盐量约为 **2.8克**

相当于 **1.4** 勺盐

盐会促进皮肤细胞脱水
加速细胞老化，使皮肤衰老

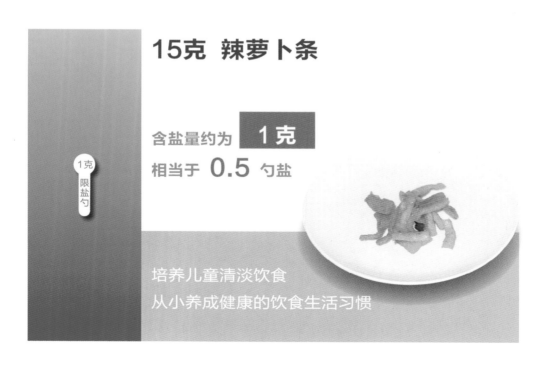

15克 辣萝卜条

1克
限盐勺

含盐量约为 **1克**

相当于 **0.5** 勺盐

培养儿童清淡饮食
从小养成健康的饮食生活习惯

40克 腌雪里蕻

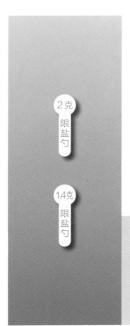

含盐量约为 **3.4克**

相当于 **1.7** 勺盐

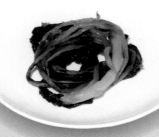

餐馆通常使用较多的食盐、味精等调味，
应尽量减少在外用餐

10克 腌韭菜花（一勺）

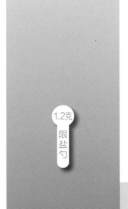

含盐量约为 **1.2克**

相当于 **0.6** 勺盐

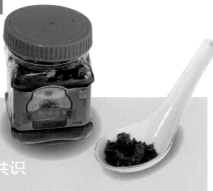

减盐行动已经成为
全球控制慢性疾病的共识

227克 鲮鱼罐头

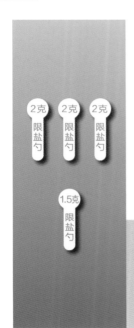

含盐量约为 **7.5克**

相当于 **3.8** 勺盐

吃盐多的人易患感冒
高浓度食盐能抑制呼吸道细胞的活性
降低人体抗病能力

30克 肉松

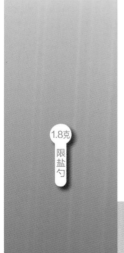

含盐量约为 **1.8克**

相当于 **0.9** 勺盐

小心隐形盐的摄入
如：酱油、咸菜、味精等调味品中的盐

20克 牛肉干

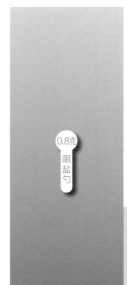

含盐量约为 **0.8克**

相当于 **0.4** 勺盐

高盐饮食简易计算
每日食盐摄入不超过6克
约一啤酒瓶盖（去掉软胶垫）的用量

26克 酱萝卜

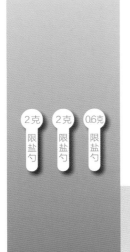

含盐量约为 **4.6克**

相当于 **2.3** 勺盐

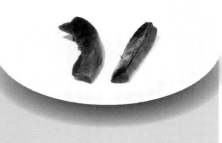

高盐及盐渍食物
具有很强的致癌性

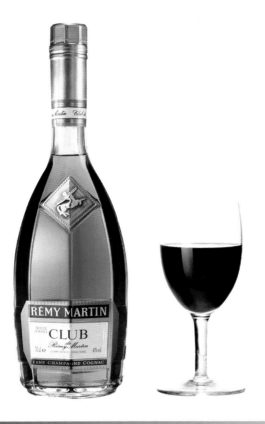

限 酒

限制过量饮酒！

预防酒精中毒与脏器损害

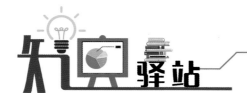
酒摄入与人体健康的关系

项 目	与 健 康 的 关 系	可信等级
酒	增加肝损伤的发病风险	A
	增加胎儿酒精综合征的发病风险	A
	增加痛风的发病风险	A
	增加结直肠癌的发病风险	B
	增加乳腺癌的发病风险	B
	适量饮酒可降低心血管疾病的发病风险，过量饮酒可增加心血管疾病的发病风险	B

（A级：确信的证据；B级：很可能的证据；C级：可能的证据；D级：证据不足）

各种酒类酒精量粗略估算参考

项 目	15克 酒精	25克 酒精
啤酒	450 毫升	750 毫升
葡萄酒	150 毫升	250 毫升
38%酒精度白酒	50 毫升	75 毫升
高度白酒	30 毫升	50 毫升

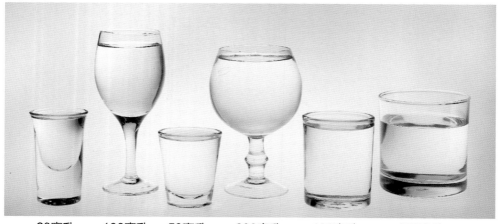

20毫升　　100毫升　　50毫升　　200毫升　　100毫升　　150毫升

摄入重点提示

　　酒的主要化学成分是乙醇（酒精），属于纯热量食物，每克酒精产热量为 7000 卡（约为 29300 焦耳）。过量饮酒与多种疾病有关，会增加肝损伤、痛风、心血管疾病和某些癌症发生风险。因此，应避免过量饮酒。若饮酒，成年男性一天饮用的酒精量不宜超过 25 克，成年女性一天不宜超过 15 克。儿童、少年、孕妇等特殊人群不应饮酒。

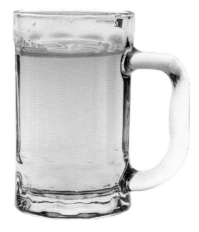

特制啤酒 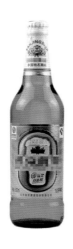 容　　量：300 毫升
5 度　　热　　量：90 千卡
含 酒 精：12 克

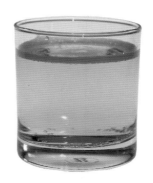

清 爽 型 啤酒　容　　量：200 毫升
6 度　　热　　量：70 千卡
含 酒 精：10 克

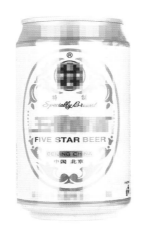

啤酒　　容　　量：330 毫升
>3.2度　热　　量：106 千卡
　　　　含 酒 精：9 克

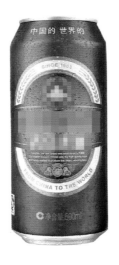

啤酒　　容　　量：500 毫升
4.3度　热　　量：190 千卡
　　　　含 酒 精：17 克

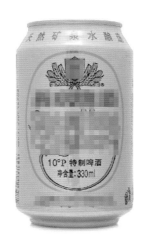

啤酒　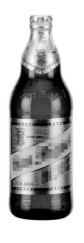　容　　量：330 毫升
4 度　　　热　　量：89 千卡
　　　　　含 酒 精：10 克

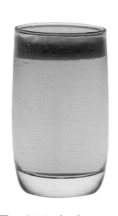

啤酒　　容　　量：250 毫升
5.1 度　热　　量：105 千卡
　　　　含 酒 精：10 克

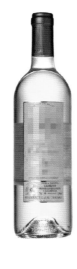
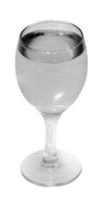

白葡萄酒 容　　量：100 毫升
11.5度　　热　　量：73 千卡
　　　　　含 酒 精：9 克

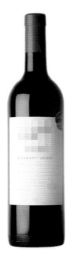
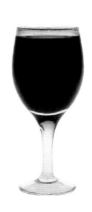

红葡萄酒 容　　量：100 毫升
12度　　　热　　量：75 千卡
　　　　　含 酒 精：10 克

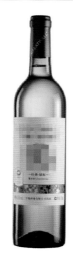 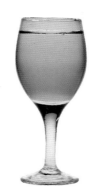

葡 萄 酒 容　　量：100 毫升
11 度　　　热　　量：67 千卡
　　　　　　含 酒 精：9 克

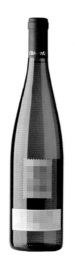 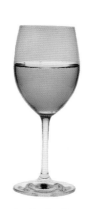

葡 萄 酒　　容　　量：150 毫升
12 度　　　热　　量：113 千卡
　　　　　　含 酒 精：14 克

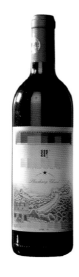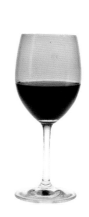

葡萄酒　容　　量：100 毫升
11.5度　热　　量：72 千卡
　　　　含 酒 精：9 克

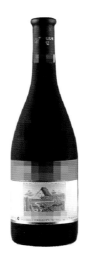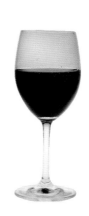

葡萄酒　容　　量：150 毫升
11.5度　热　　量：110 千卡
　　　　含 酒 精：14 克

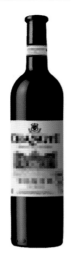 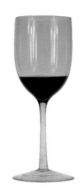

葡 萄 酒　 容　　量：50 毫升
干红12度　　　热　　量：38 千卡
　　　　　　　含 酒 精：5 克

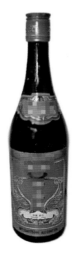 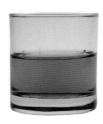

黄 酒　 容　　量：100 毫升
15度　　　　热　　量：85 千卡
　　　　　　含 酒 精：12 克

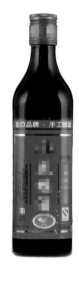
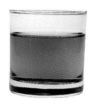

花雕酒　　容　　量：150 毫升
16.5度　　热　　量：186 千卡
　　　　　含 酒 精：20 克

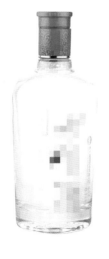

白酒　　　容　　量：100 毫升
46度　　　热　　量：272 千卡
　　　　　含 酒 精：35 克

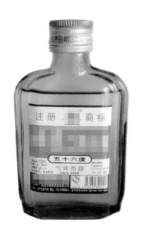
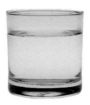

白酒　　　容　　　量：150 毫升
56度　　　热　　　量：507 千卡
　　　　　含 酒 精：65 克

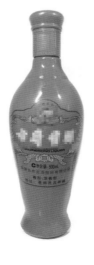
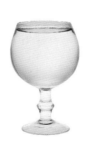

白酒　　　容　　　量：200 毫升
38度　　　热　　　量：444 千卡
　　　　　含 酒 精：59 克

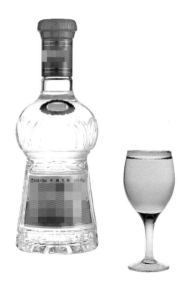

白酒 38 度 容 量：100 毫升
热 量：222 千卡
含 酒 精：29 克

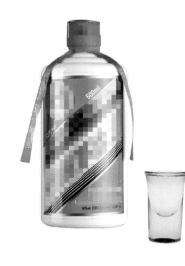

白酒 53 度 容 量：20 毫升
热 量：63 千卡
含 酒 精：8 克

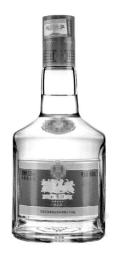
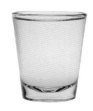

白酒 　 容　　量：50 毫升
52度 　 热　　量：156 千卡
　　　　含 酒 精：20 克

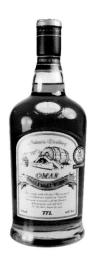
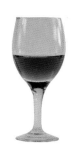

威士忌 　 容　　量：50 毫升
38度 　 　 热　　量：126 千卡
　　　　　 含 酒 精：15 克

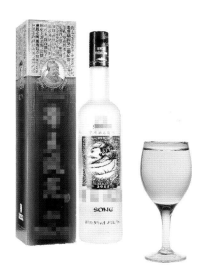

白酒   容   量：100 毫升
52度   热   量：312 千卡
           含 酒 精：40 克

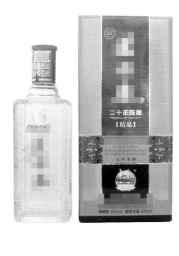

白酒   容   量：50 毫升
53度   热   量：158 千卡
           含 酒 精：20 克

天津市科普重点项目资助

《中国居民膳食指南（2016）》科普宣传图书

居民膳食营养摄入选量

系列图谱（下）

糖、饮水摄入控量图谱

常改　陈慧　主编

天津出版传媒集团

天津科学技术出版社

前　　言

　　中国疾病预防控制中心的成人慢性病与营养健康监测显示，膳食不平衡是引发高血压、糖尿病、高脂血症、肥胖症等慢性病的重要因素之一，其对居民健康的负面影响日益增大。而合理膳食、均衡营养是预防慢性病最容易干预和自我控制的主要手段。为此中国营养学会组织专家通过大量的科学研究，根据我国居民饮食特点编制了《中国居民膳食指南》，以帮助居民合理选择食物、改善营养状况、预防慢性病发生。进行膳食营养干预和膳食自我控制的关键是膳食的评估和调整。但在日常生活中，膳食摄入的估量对大众百姓而言，却是个难点。

　　为了帮助普通百姓更深入地理解和运用《中国居民膳食指南》，促进合理膳食，我们以《中国居民膳食指南》推荐的平衡膳食概念、食物品种、摄入量和《中国食物成分表》提供的食物营养成分以及部分市场采购食物的实测数据和专业烹饪人士提供的行业经验数据为依据，用形象化的图片和科普化的注释，编辑了这套以普通百姓为阅读对象的科普版"居民膳食营养摄入选量系列图谱"。

本书共分三册。

上册《膳食摄入控量图谱》（基本食物篇——合理膳食，均衡营养）选编了日常生活中的 346 种常用食物，直接标出了食物估量的相关数值，让读者一看到某种具体食物，就可以根据图片及注释知道该食物的重量、可食入量、提供的能量和体现该食物特点的突出营养成分含量，从而方便地估算出自己全天的食物摄入情况。

中册《油、盐摄入控量图谱》（控油控盐篇——低盐少油，助力健康）主要针对目前人们油、盐摄入量较高问题，选择了高油脂（包括反式脂肪酸）和高盐的 96 种食物，用消耗掉该食物能量需要行走的步数和折合成 2 克盐勺的数量，形象地展现食物能量和含盐量，以提示读者关注，减少摄入；最后还编创了"适量饮酒"图谱 24 张，为饮酒人群提供参考。

下册《糖、饮水摄入控量图谱》（控糖饮水篇——小心"隐形"糖，每天足量水）在控糖内容中选编了 80 种人们最容易忽视的含糖饮料与高糖食物，将含糖量折算成方糖块数，直观地警示读者注意控糖。在饮水相关内容中，展示了 40 种不同容器的盛水量，方便读者对照衡量自己的饮水量。

为便于读者更好地学习掌握自我膳食评估方法，本书对于一些营养专业术语、食物推荐摄入标准、食物数据计算方式、食物类别特点介绍等相关内容以【知识驿站】板块编入每一册中，并采用了图片、图表等配合文字解释的形式展现，旨在使本书尽可能科普化的同时提高读者的阅读乐趣。

为方便计算和使用，适应大众日常使用习惯，书中能量单位统一使用卡路里，简称卡，缩写为 cal，其定义为在 1 个标准大气压下，将 1 克水提升 1 摄氏度所需要的热量（营养学中常以 15 摄氏度提升至 16 摄氏度计算）。本单位在计算食物热量时被广泛使用。

卡路里、大卡、千焦、焦耳等单位换算方式如下：

1 大卡 =1 千卡 =1000 卡路里（卡）

1 千焦 =1000 焦耳 =0.239 kcal

1 千卡（kcal）=4.184 千焦（kJ）

1 卡（cal）= 4.184 焦耳（J）

本书是为广大民众提供的自我估量膳食的简便工具，目的是传播平衡膳食理念，让普通百姓学会自行控制食物摄入和合理搭配，减少因膳食摄入不平衡引发的慢性病，从而促进居民健康水平的提高。本书也可以作为专业健康管理服务人员在宣传推广平衡膳食理念时的辅助工具。

在健康中国成为国策的今天，希望本书能够为传播《中国居民膳食指南》核心内容，为普及膳食营养知识、促进百姓合理饮食，为健康管理人员开展各类人群膳食指导、营养干预等起到有益的作用，也为改善居民膳食结构、促进居民健康、减少和预防慢性病的发生做出一份贡献。

编者名单

主　编：

　　常　改　天津市疾病预防控制中心

　　陈　慧　天津力惠隆科技有限公司

副主编：

　　李　静　天津市疾病预防控制中心

　　潘　怡　天津市疾病预防控制中心

　　郑文龙　天津市疾病预防控制中心

　　辛　鹏　天津市疾病预防控制中心

　　王子兵　潍坊市人民医院

编　委：

　　郭　皓　天津力惠隆科技有限公司

　　朱传芳　天津市疾病预防控制中心

　　王文娟　天津市疾病预防控制中心

李昌昆　天津市疾病预防控制中心

范莉莉　天津市疾病预防控制中心

美　工：

王京跃　天津力惠隆科技有限公司

摄　影：

王金龙　天津力惠隆科技有限公司

目　录

本册编写说明

　　水分是构成人体组织和细胞的重要成分，在生命活动中发挥着重要作用。体内水分的平衡通过水的摄入与排出实现，当体内水分失衡时，会出现不适症状，甚至引发某些疾病。在日常生活中，不少人都有一个误区，认为饮水、饮茶、饮用饮料全是补充人体水分的途径。为了更方便了解如何正确饮水同时控制添加糖的摄入，本册图谱特以控制添加糖摄入和科学饮水两个专题分别向读者介绍。

　　为便于控制添加糖，图谱选编了市面上销售较多的 80 种饮料和糖类，将其营养标签标注的含糖量和能量列出，并将添加糖量折算成方糖块数，方便读者计算自己的添加糖摄入量。为便于总体上控糖，本册还提供了食物升糖指数的基本概念和升糖指数高、中、低的判断标准以及部分食物的升糖指数表，供读者查询。

　　在科学饮水专题中，我们共选拍了 40 种不同规格的常见水杯和预包装水及茶，读者可以根据各种水杯的容量对照自己的饮水量，判断饮水是否足量。

　　两个专题除图谱的标注外，对控制添加糖和科学饮水相关的专业知识还提供了插图和附表，是读者调控自己添加糖摄入量和饮水量的学习资料，为了您的健康，务请认真阅读。

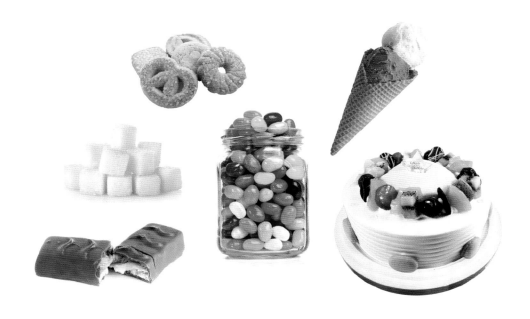

控 制 添 加 糖

减糖！

预防龋齿和肥胖

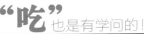

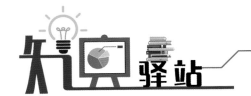

知识驿站

"吃"也是有学问的！
一起来了解下吧！

认识添加糖

　　添加糖是指在加工和制备食品时，添加到食物或者饮料中的糖或糖浆，包括蔗糖（白糖、红糖、砂糖）、葡萄糖、果糖（结晶或非结晶）、各种糖浆（如最常见的果葡糖浆）等，不包括牛奶中的乳糖、水果中的果糖以及多种食物中的碳水化合物等天然存在的糖类。

　　添加糖的主要食品来源是含糖饮料、糕点、饼干、酱汁和糖果等。

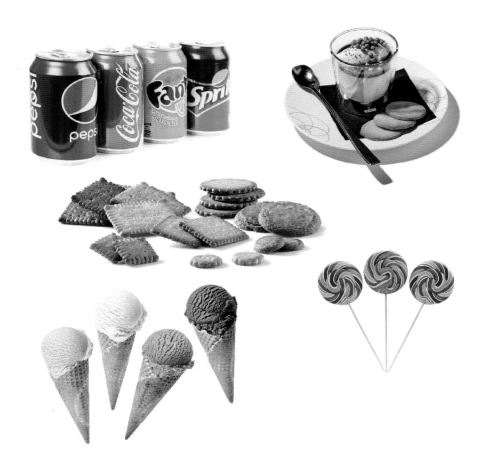

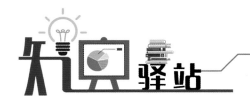
小贴士　　添加糖的危害

　　糖是纯能量物质，不含其他营养成分。1克糖的热量为4千卡。添加糖在带给你甜蜜的口感和独特的享受背后，却隐藏着危险。添加糖在食品制作中发挥了很多的作用，但是他们化学结构简单，很容易被消化吸收，摄入过量而无法及时消耗时，多余的热量会转化成脂肪。久而久之，就会导致超重、肥胖，肥胖是导致糖尿病、心血管疾病等慢性疾病的重要危险因素。

　　对于儿童和青少年来说，含糖饮料是添加糖的主要来源。多数饮品含糖量为8%~11%，有的高达13%以上。虽然含糖饮料的含糖量在一定范围内，但由于饮用量大，很容易在不知不觉中超量。多饮含糖饮料不仅容易使口味变"重"，厌弃白水，更容易养成不良膳食习惯，并产生高甜度依赖。含糖食物残留在口腔，成为致龋菌生长繁殖的物质基础。致龋菌发酵产酸形成牙菌斑，这些酸（主要是乳酸）从牙面结构薄弱的地方侵入，溶解破坏牙的无机物，甚至还会引发多种慢性疾病。

添加糖与人体健康证据

项　目	与 健 康 的 关 系	可 信 等 级
添加糖	减少摄入可降低龋齿的发病风险	B
含糖饮料	可增加儿童龋齿的发病风险	B

（A级：确信的证据；B级：很可能的证据；C级：可能的证据；D级：证据不足）

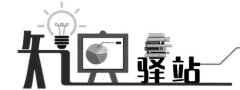
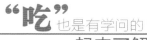
小贴士　　　避免添加糖摄入过量

1.主动减糖。坚持清淡饮食习惯，从每周一次减糖餐开始，增加到每天少吃一种含糖食物，逐渐适应清淡口味。

2.选择替代品。用天然水果、自制不加糖酸奶代替甜食。烹饪时，可用柠檬汁、橘皮、醋、香菜等代替糖给食物添加香味，减少浓油赤酱和口味偏甜的烹饪方式。

3.少吃糖果、甜品（例如蛋糕、冰激凌、糖水）；少喝奶茶、花式咖啡，少吃含糖食物。

4.适量选择低糖、无糖食品。每100mL饮料或100g食品中含糖量≤5g，可称为低糖；含糖≤0.5 g，可称为无糖。

5.适量选择无添加糖的食物，如红薯、紫薯、玉米、干果（无花果干、葡萄干）等。

针对青少年喝含糖饮料过多的情况，美国政府近些年来屡出措施，从限制在校园周围卖，再到纽约限制大瓶含糖饮料上市。在我国，目前部分城市也开始实施学校不能出售碳酸饮料等不利健康食品及饮料的措施。

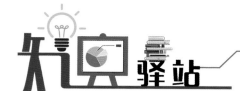

"吃"也是有学问的！
一起来了解下吧！

小贴士 　了解食物升糖指数

　　食物升糖指数（GI）是食物的一种生理学参数，是衡量食物引起餐后血糖反应的一项有效指标，通过人体试验而得到的结果。GI表示含有50克有价值的碳水化合物的食物引起血糖的高低成度与50克葡萄糖（或面包）在一定时间（一般为2小时）内体内血糖应答水平相比较而得来。

　　食物升糖指数高、中、低判断：

　　血糖生成指数小于55，即为低升糖指数食物；

　　血糖生成指数为55~70，即为中升糖指数食物；

　　血糖生成指数大于70，即为高升糖指数食物。

部分食物升糖指数表

食物类	食物名称	升糖指数
糖类	葡萄糖	100.0
糖类	绵白糖	83.8
糖类	蔗糖	65.0
糖类	果糖	23.0
糖类	乳糖	46.0
糖类	麦芽糖	105.0
糖类	蜂蜜	73.0
糖类	胶质软糖	80.0
糖类	巧克力	49.0
谷类及制品	*小麦（整粒，煮）	41.0
谷类及制品	*粗麦粉（蒸）	65.0
谷类及制品	面条（小麦粉）	81.6
谷类及制品	*面条（强化蛋白质，细，煮）	27.0
谷类及制品	*面条（全麦粉，细）	37.0
谷类及制品	*通心面（管状，粗）	45.0
谷类及制品	面条（硬质小麦粉，加鸡蛋，粗）	49.0

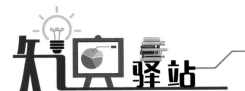

部分食物升糖指数表

食物类	食物名称	升糖指数
谷类及制品	馒头（富强粉）	88.1
谷类及制品	烙饼	79.6
谷类及制品	油条	74.9
谷类及制品	大米粥	69.4
谷类及制品	大米饭	83.2
谷类及制品	糙米（煮）	87.0
谷类及制品	糯米饭	87.0
谷类及制品	大米糯米粥	65.3
谷类及制品	黑米粥	42.3
谷类及制品	大麦（整粒，煮）	25.0
谷类及制品	大麦粉	66.0
谷类及制品	玉米（甜，煮）	55.0
谷类及制品	玉米面粥	50.9
谷类及制品	玉米糁粥（玉米渣）	51.8
谷类及制品	玉米片	78.5
谷类及制品	小米粥	61.5
谷类及制品	米饼	82.0
谷类及制品	荞麦面条	59.3
谷类及制品	荞麦馒头	66.7
薯类、淀粉及制品	马铃薯（土豆，洋芋）	62.0
薯类、淀粉及制品	马铃薯（烤）	60.0
薯类、淀粉及制品	马铃薯（蒸）	65.0
薯类、淀粉及制品	*马铃薯（微波炉烤）	82.0
薯类、淀粉及制品	*马铃薯泥	73.0
薯类、淀粉及制品	马铃薯粉条	13.6
薯类、淀粉及制品	甘薯（红，煮）	76.7
薯类、淀粉及制品	藕粉	32.6
薯类、淀粉及制品	粉丝汤（豌豆）	31.6

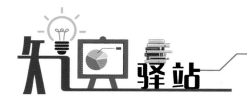

部分食物升糖指数表

食物类	食物名称	升糖指数
豆类及制品	黄豆（浸泡，煮）	18.0
豆类及制品	豆腐（炖）	31.9
豆类及制品	豆腐（冻）	22.3
豆类及制品	豆腐干	23.7
豆类及制品	绿豆	27.2
豆类及制品	绿豆挂面	33.4
豆类及制品	蚕豆（五香）	16.9
豆类及制品	扁豆	38.0
豆类及制品	鹰嘴豆	33.0
豆类及制品	*青刀豆	39.0
豆类及制品	黑豆汤	64.0
豆类及制品	四季豆	27.0
蔬菜类	胡萝卜[金笋]	71.0
蔬菜类	*甜菜	64.0
蔬菜类	南瓜[倭瓜，番瓜]	75.0
蔬菜类	山药[薯蓣，大薯]	51.0
蔬菜类	芋头(蒸)[芋芄，毛芋]	47.7
水果类及制品	苹果	36.0
水果类及制品	梨	36.0
水果类及制品	桃	28.0
水果类及制品	桃（罐头，含糖浓度高）	58.0
水果类及制品	杏干	31.0
水果类及制品	杏（罐头，含淡味果汁）	64.0
水果类及制品	李子	24.0
水果类及制品	樱桃	22.0
水果类及制品	葡萄	43.0
水果类及制品	葡萄干	64.0
水果类及制品	猕猴桃	52.0

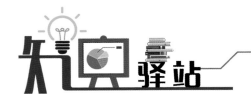

"吃"也是有学问的！
一起来了解下吧！

部分食物升糖指数表

食物类	食物名称	升糖指数
水果类及制品	柑	43.0
水果类及制品	*柚	25.0
水果类及制品	*菠萝	66.0
水果类及制品	*杧果	55.0
水果类及制品	香蕉	52.0
水果类及制品	西瓜	72.0
种子类	*花生	14.0
乳及乳制品	牛奶	27.6
乳及乳制品	牛奶（加糖和巧克力）	34.0
乳及乳制品	全脂牛奶	27.0
乳及乳制品	脱脂牛奶	32.0
乳及乳制品	降糖奶粉	26.0
乳及乳制品	老年奶粉	40.8
乳及乳制品	酸奶（加糖）	48.0
乳及乳制品	*酸奶酪（普通）	36.0
速食食品	大米（即食，煮一分钟）	46.0
速食食品	大米（即食，煮六分钟）	87.0
速食食品	小麦片	69.0
速食食品	荞麦方便面	53.2
速食食品	*比萨饼（含乳酪）	60.0
速食食品	*汉堡包	61.0
速食食品	白面包	87.9
速食食品	面包（全麦粉）	69.0
速食食品	面包（粗面粉）	64.0
速食食品	*面包（黑麦粉）	65.0
速食食品	*面包（45%~50%燕麦麸）	47.0
速食食品	*面包（混合谷物）	45.0
速食食品	*棍子面包	90.0

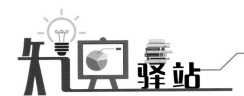

部分食物升糖指数表

食物类	食物名称	升糖指数
速食食品	燕麦粗粉饼干	55.0
速食食品	小麦饼干	70.0
速食食品	梳打饼干	72.0
速食食品	*华夫饼干	76.0
速食食品	*膨化薄脆饼干	81.0
速食食品	酥皮糕点	59.0
速食食品	马铃薯片（油炸）	60.3
速食食品	爆玉米花	55.0
饮料类	苹果汁	41.0
饮料类	水蜜桃汁	32.7
饮料类	*菠萝汁（不加糖）	46.0
饮料类	*柚子汁（不加糖）	48.0
饮料类	橘子汁	57.0
饮料类	可乐饮料	40.3
饮料类	*芬达软饮料	68.0
饮料类	*冰激凌	61.0
混合膳食及其他	馒头+芹菜炒鸡蛋	48.6
混合膳食及其他	馒头+酱牛肉	49.4
混合膳食及其他	馒头+黄油	68.0
混合膳食及其他	饼+鸡蛋炒木耳	48.4
混合膳食及其他	饺子(三鲜)	28.0
混合膳食及其他	包子(芹菜猪肉馅)	39.1
混合膳食及其他	牛肉面	88.6
混合膳食及其他	米饭+鱼	37.0
混合膳食及其他	米饭+芹菜+猪肉	57.1
混合膳食及其他	米饭+蒜苗	57.9
混合膳食及其他	米饭+蒜苗+鸡蛋	68.0
混合膳食及其他	米饭+猪肉	73.3

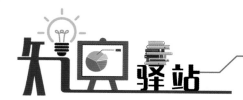

"吃"也是有学问的！
一起来了解下吧！

部分食物升糖指数表

食物类	食物名称	升糖指数
混合膳食及其他	猪肉炖粉条	16.7
混合膳食及其他	西红柿汤	38.0
混合膳食及其他	二合面窝头（玉米面+面粉）	64.9
混合膳食及其他	黑五类粉	57.9

来源：中国食物成分表

摄入重点提示

添加糖是纯能量物质，不含其他营养成分，含糖饮料指含糖量在 5% 以上的饮品，多数饮品含糖量为 8%~11%，有的高达 13% 以上。虽然含糖饮料的含糖量在一定范围内，但由于饮用量大，很容易在不知不觉中超过一天糖摄入的限量。

含糖饮料不是基本食物，《中国居民膳食指南》建议不喝或少喝含糖饮料。烹调用糖要尽量控制到最小量，还要少食用高糖食品，使每天摄入添加糖提供的能量不超过总能量的 10%，最好不超过 5%。折算成具体量，每天每人添加糖摄入量不超过 50 克，最好控制在 25 克以下。

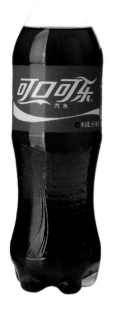

瓶装可口可乐 　　　　600毫升

相当于 **12.7** 块方糖

含糖量：63.6 克
热　量：258 千卡

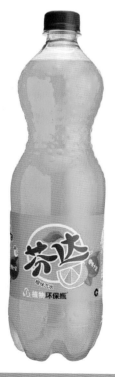

芬达 　　　　600毫升

相当于 **12.7** 块方糖

含糖量：63.6 克
热　量：262.3 千卡

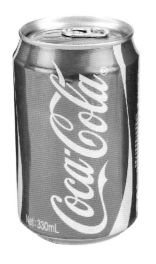

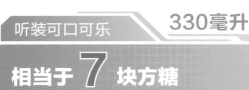

听装可口可乐　　330毫升

相当于 **7** 块方糖

含糖量：35 克
热　量：141.9 千卡

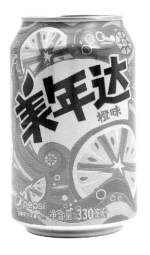

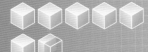

橙味美年达　　330毫升

相当于 **6.3** 块方糖

含糖量：31.7 克
热　量：128.5 千卡

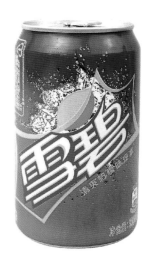

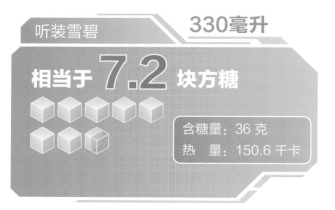

听装雪碧　　330毫升

相当于 **7.2** 块方糖

含糖量：36 克
热　量：150.6 千卡

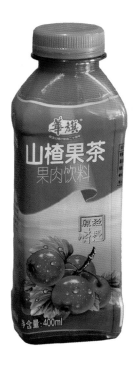

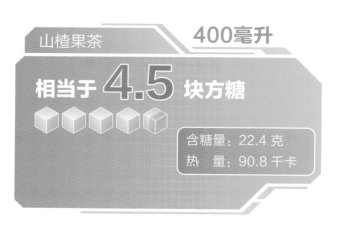

山楂果茶　　400毫升

相当于 **4.5** 块方糖

含糖量：22.4 克
热　量：90.8 千卡

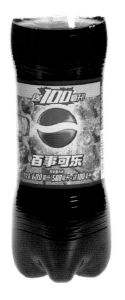

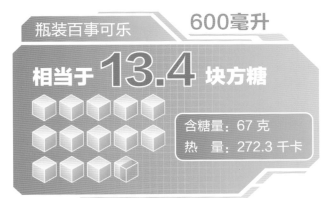

瓶装百事可乐　　600毫升

相当于 **13.4** 块方糖

含糖量：67 克
热　量：272.3 千卡

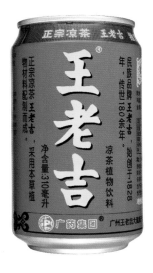

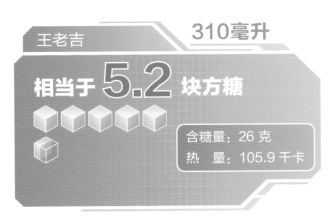

王老吉　　310毫升

相当于 **5.2** 块方糖

含糖量：26 克
热　量：105.9 千卡

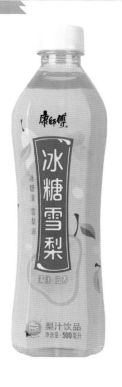

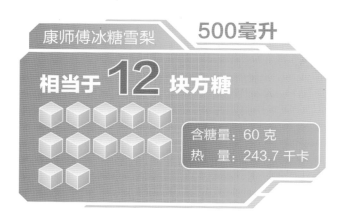

康师傅冰糖雪梨　500毫升

相当于 **12** 块方糖

含糖量：60 克
热　量：243.7 千卡

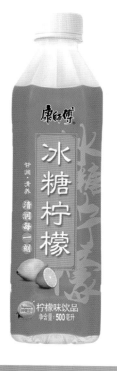

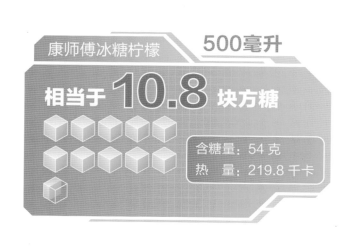

康师傅冰糖柠檬　500毫升

相当于 **10.8** 块方糖

含糖量：54 克
热　量：219.8 千卡

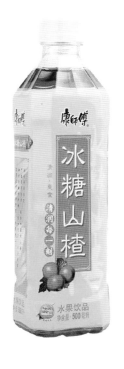

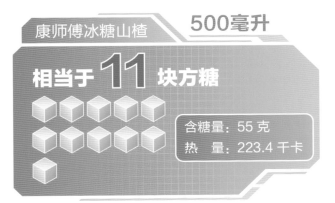

康师傅冰糖山楂　　500毫升

相当于 **11** 块方糖

含糖量：55 克
热　量：223.4 千卡

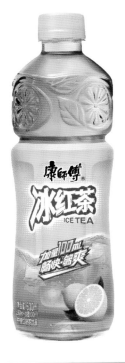

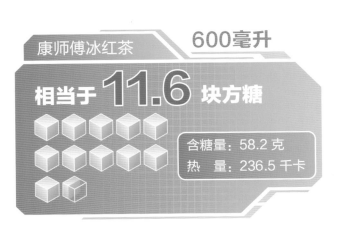

康师傅冰红茶　　600毫升

相当于 **11.6** 块方糖

含糖量：58.2 克
热　量：236.5 千卡

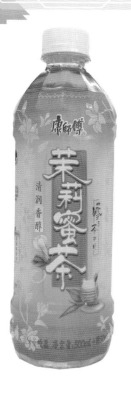

康师傅茉莉蜜茶　　500毫升

相当于 **7.4** 块方糖

含糖量：37 克
热　量：164.5 千卡

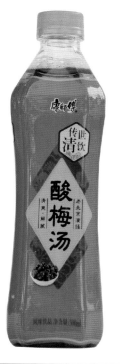

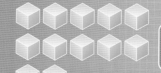

康师傅酸梅汤　　500毫升

相当于 **12** 块方糖

含糖量：60 克
热　量：243.7 千卡

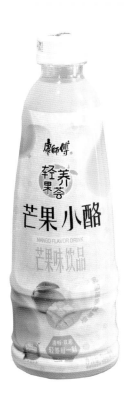

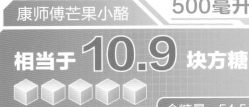

康师傅芒果小酪　500毫升

相当于 **10.9** 块方糖

含糖量：54.5 克
热　量：221 千卡

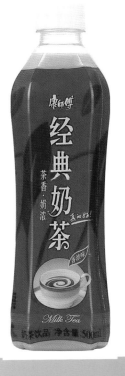

康师傅经典奶茶　500毫升

相当于 **8** 块方糖

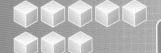

含糖量：40 克
热　量：259.2 千卡

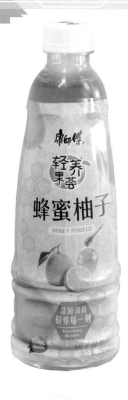

康师傅蜂蜜柚子　　500毫升

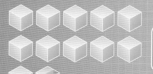

相当于 **11.5** 块方糖

含糖量：57.5 克
热　量：234.1 千卡

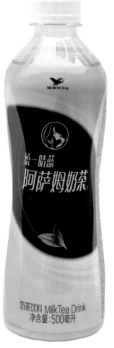

统一阿萨姆奶茶　　500毫升

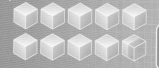

相当于 **9.2** 块方糖

含糖量：46 克
热　量：274.7 千卡

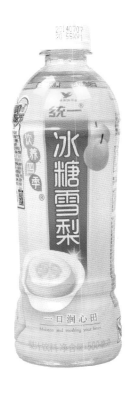

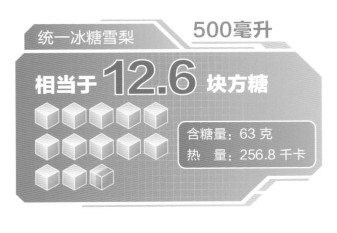

统一冰糖雪梨　500毫升

相当于 **12.6** 块方糖

含糖量：63 克
热　量：256.8 千卡

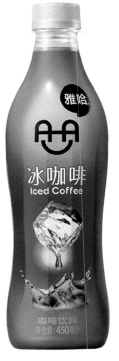

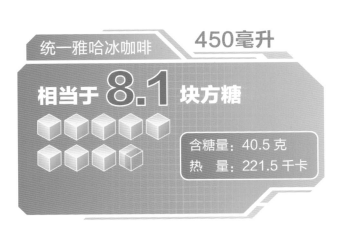

统一雅哈冰咖啡　450毫升

相当于 **8.1** 块方糖

含糖量：40.5 克
热　量：221.5 千卡

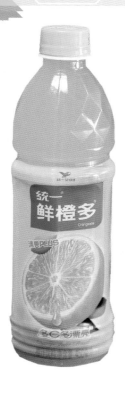

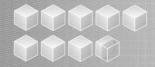

统一鲜橙多　　450毫升

相当于 **8.8** 块方糖

含糖量：44.1 克
热　量：186 千卡

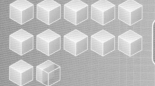

纯果乐果缤纷　　500毫升

相当于 **11.7** 块方糖

含糖量：58.5 克
热　量：237.7 千卡

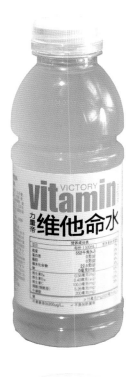

维他命水   500毫升

相当于 **4.5** 块方糖

含糖量：22.5 克
热　量：131.4 千卡

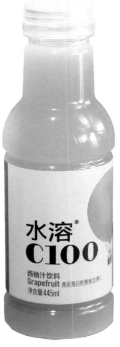

水溶C100   445毫升

相当于 **8.4** 块方糖

含糖量：42 克
热　量：175.7 千卡

 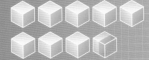

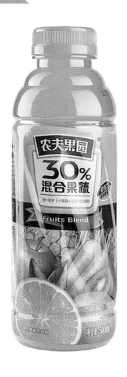

农夫果园　　500毫升

相当于 **7** 块方糖

含糖量：35 克
热　量：182.8 千卡

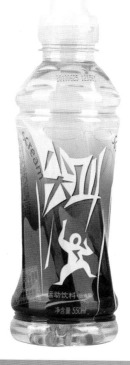

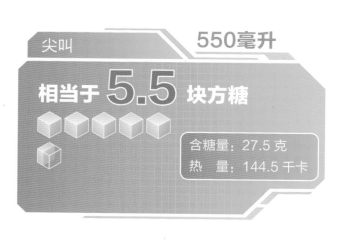

尖叫　　550毫升

相当于 **5.5** 块方糖

含糖量：27.5 克
热　量：144.5 千卡

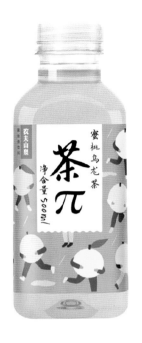

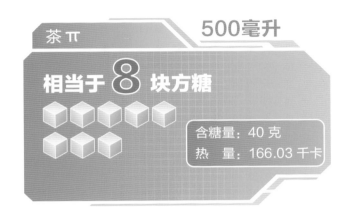

茶 π　　500毫升

相当于 **8** 块方糖

含糖量：40 克
热　量：166.03 千卡

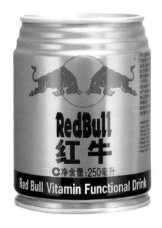

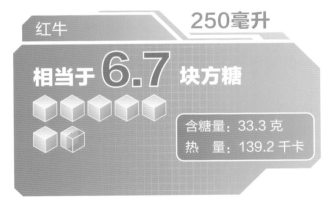

红牛　　250毫升

相当于 **6.7** 块方糖

含糖量：33.3 克
热　量：139.2 千卡

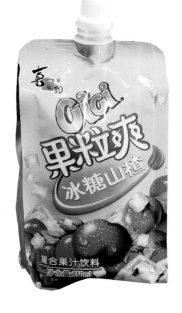

果粒爽冰糖山楂　　350毫升

相当于 **7.4** 块方糖

含糖量：36.8 克
热　量：224.08 千卡

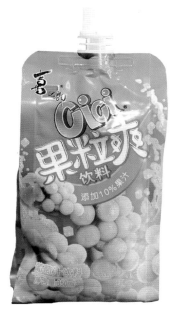

果粒爽葡萄　　350毫升

相当于 **6.9** 块方糖

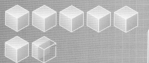

含糖量：34.3 克
热　量：215.72 千卡

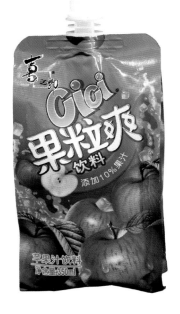

果粒爽苹果　　　350毫升

相当于 **6.9** 块方糖

含糖量：34 克
热　量：215.72 千卡

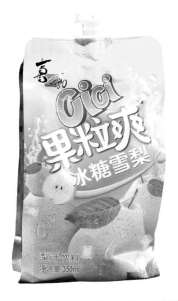

果粒爽冰糖雪梨　　　350毫升

相当于 **5.9** 块方糖

含糖量：29.4 克
热　量：178.93 千卡

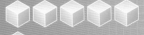

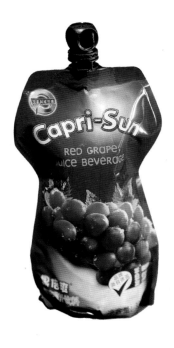

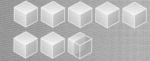

果倍爽葡萄　　　330毫升

相当于 **7.9** 块方糖

含糖量：39.6 克
热　量：167.1 千卡

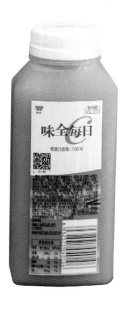

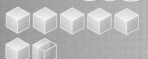

味全每日C果蔬汁　　　300毫升

相当于 **6.8** 块方糖

含糖量：34 克
热　量：139 千卡

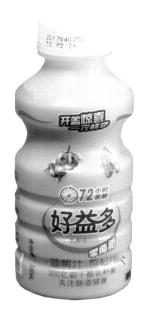

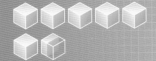

好益多乳杆菌　340毫升

相当于 **6.8** 块方糖

含糖量：34 克
热　量：151.9 千卡

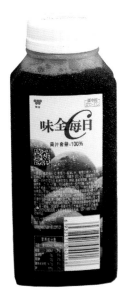

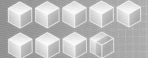

味全每日C葡萄汁　300毫升

相当于 **8.5** 块方糖

含糖量：42.3 克
热　量：172 千卡

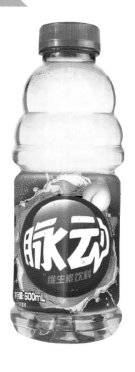

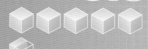

脉动水蜜桃　　600毫升

相当于 5.9 块方糖

含糖量：29.4 克
热　量：129 千卡

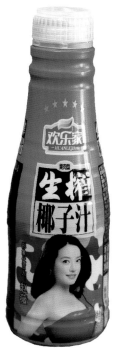

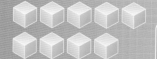

生榨椰子汁　　500毫升

相当于 9 块方糖

含糖量：45 克
热　量：264 千卡

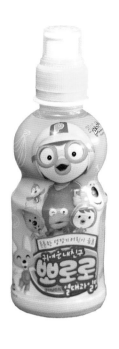

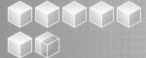

啵乐乐 235毫升

相当于 6.3 块方糖

含糖量：31.5 克
热　量：126.9 千卡

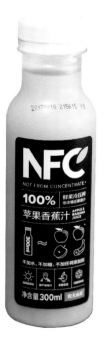

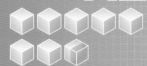

苹果香蕉汁 300毫升

相当于 7.2 块方糖

含糖量：36 克
热　量：163.4 千卡

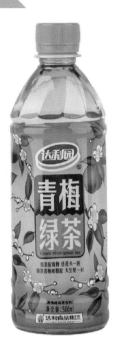

青梅绿茶　　　　　500毫升

相当于 **7.8** 块方糖

含糖量：39 克
热　量：261.3 千卡

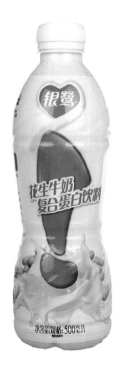

花生牛奶　　　　　500毫升

相当于 **8** 块方糖

含糖量：40 克
热　量：258 千卡

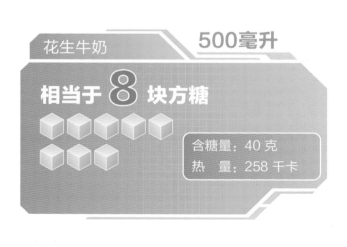

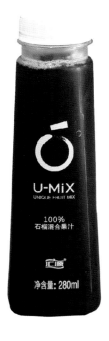

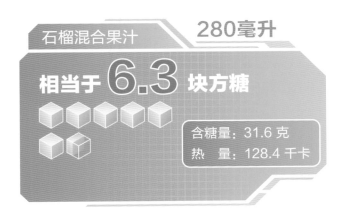

石榴混合果汁　　280毫升

相当于 6.3 块方糖

含糖量：31.6 克
热　量：128.4 千卡

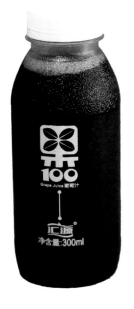

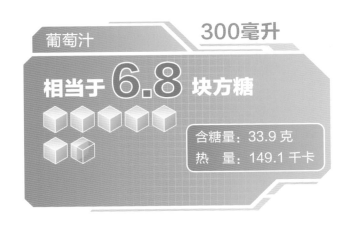

葡萄汁　　300毫升

相当于 6.8 块方糖

含糖量：33.9 克
热　量：149.1 千卡

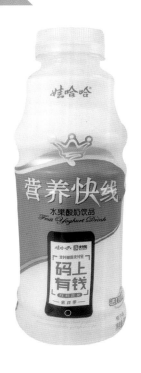

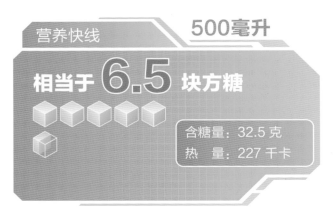

营养快线　　　　500毫升

相当于 **6.5** 块方糖

含糖量：32.5 克
热　量：227 千卡

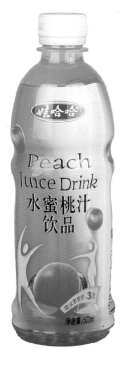

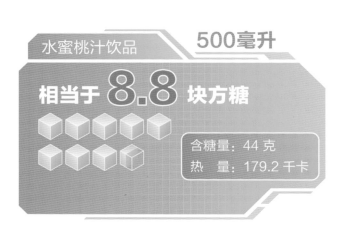

水蜜桃汁饮品　　　500毫升

相当于 **8.8** 块方糖

含糖量：44 克
热　量：179.2 千卡

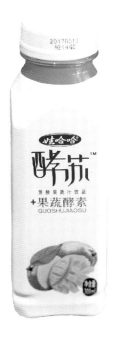

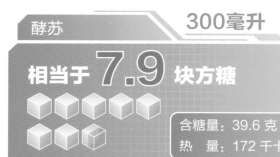

酵苏　　　　300毫升

相当于 **7.9** 块方糖

含糖量：39.6 克
热　量：172 千卡

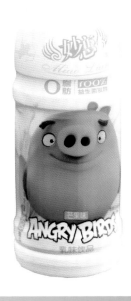

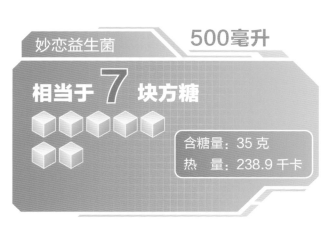

妙恋益生菌　　　500毫升

相当于 **7** 块方糖

含糖量：35 克
热　量：238.9 千卡

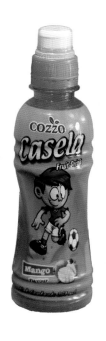

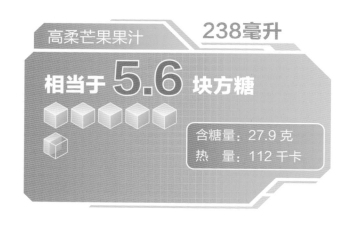

高柔芒果果汁　　238毫升

相当于 **5.6** 块方糖

含糖量：27.9 克
热　量：112 千卡

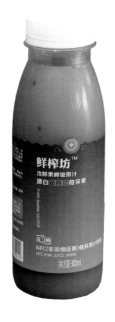

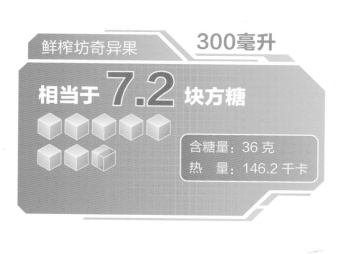

鲜榨坊奇异果　　300毫升

相当于 **7.2** 块方糖

含糖量：36 克
热　量：146.2 千卡

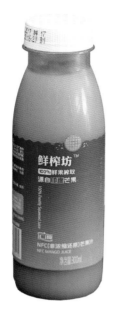

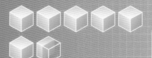

鲜榨坊芒果汁　　300毫升

相当于 **6.4** 块方糖

含糖量：31.8 克
热　量：129 千卡

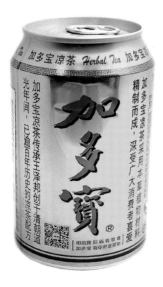

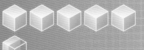

加多宝　　310毫升

相当于 **5.5** 块方糖

含糖量：27.6 克
热　量：112.6 千卡

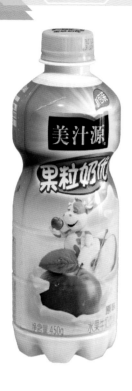

美汁源果粒奶优　　450毫升

相当于 **7** 块方糖

含糖量：35.1 克
热　量：189.2 千卡

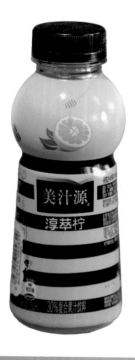

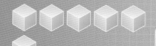

美汁源淳萃柠　　350毫升

相当于 **6** 块方糖

含糖量：30 克
热　量：136.3 千卡

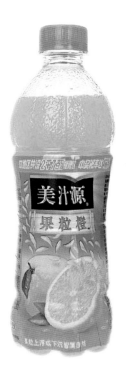

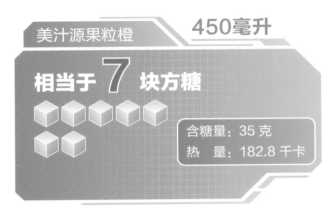

美汁源果粒橙　　450毫升

相当于 **7** 块方糖

含糖量：35 克
热　量：182.8 千卡

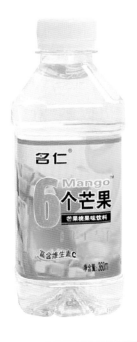

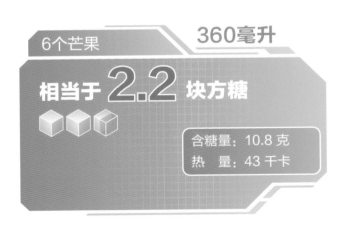

6个芒果　　360毫升

相当于 **2.2** 块方糖

含糖量：10.8 克
热　量：43 千卡

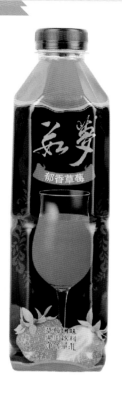

茹梦郁香草莓　　　　1000毫升

相当于 **23.6** 块方糖

含糖量：118 克
热　量：592.5 千卡

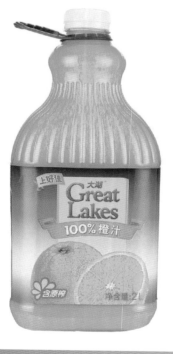

大湖橙汁　　　　2000毫升

相当于 **39.2** 块方糖

含糖量：196 克
热　量：869.6 千卡

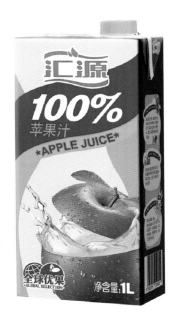

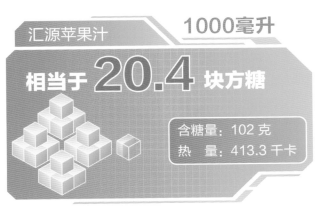

汇源苹果汁　　1000毫升

相当于 **20.4** 块方糖

含糖量：102 克
热　量：413.3 千卡

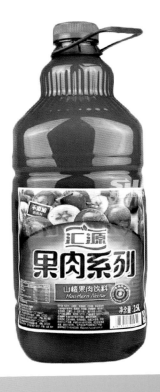

汇源山楂果肉　　2000毫升

相当于 **42.8** 块方糖

含糖量：214 克
热　量：869.6 千卡

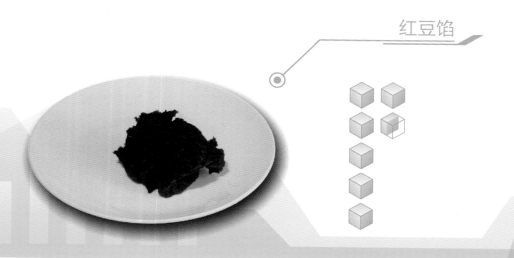

红豆馅

重　　量：120 克　　　含 糖 量：33.8 克
热　　量：306 千卡　　　折合方糖：6.8 块

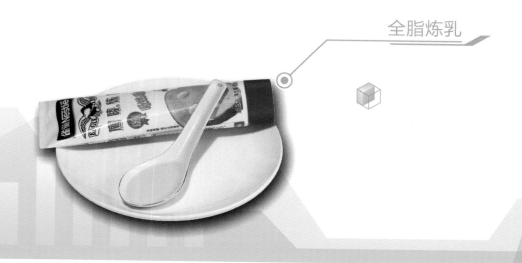

全脂炼乳

重　　量：10 克（一勺）　　含 糖 量：4 克
热　　量：38 千卡　　　　折合方糖：0.8 块

栗羊羹

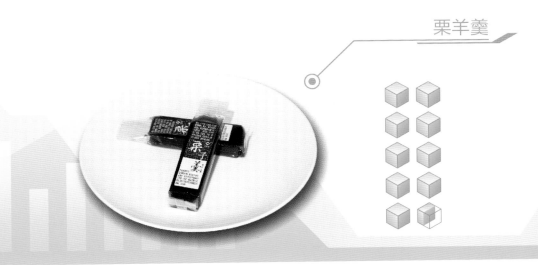

重　量：65 克　　　含 糖 量：45.6 克
热　量：196.3 千卡　　折合方糖：9.1 块

蜜麻花

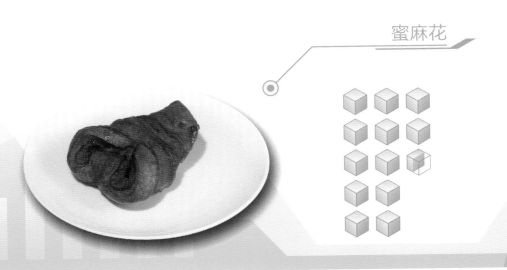

重　量：105 克　　　含 糖 量：56.3 克
热　量：387.5 千卡　　折合方糖：12.3 块

果冻

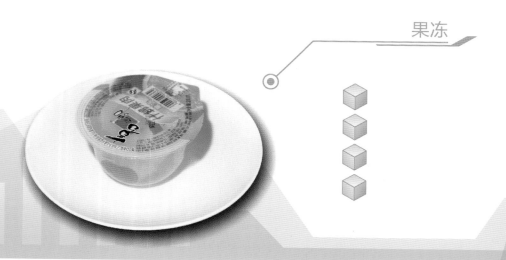

重　　量：120 克　　含 糖 量：19.9 克
热　　量：84 千卡　　折合方糖：4 块

果珍

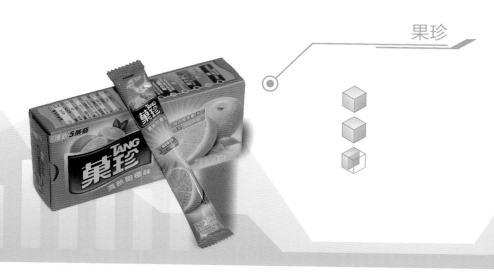

重　　量：15 克（小袋）　　含 糖 量：14.5 克
热　　量：61.1 千卡　　折合方糖：2.9 块

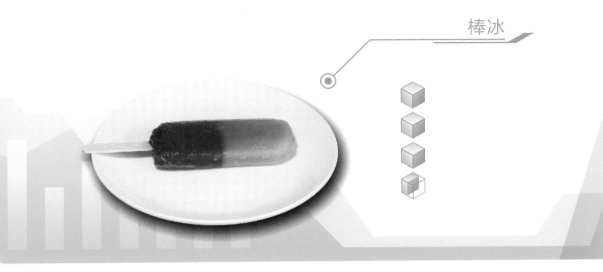

棒冰

重　量：76 克　　　含 糖 量：16.1 克
热　量：55.5 千卡　　折合方糖：3.2 块

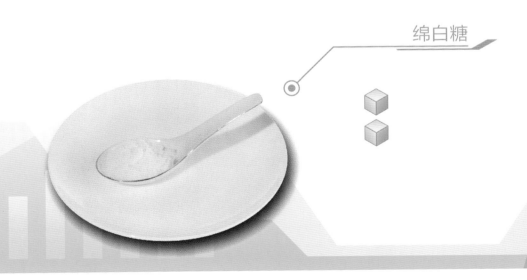

绵白糖

重　量：10 克　　　含 糖 量：10 克
热　量：39.6 千卡　　折合方糖：2 块

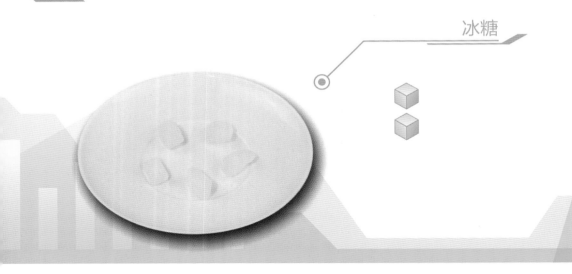

冰糖

重　　量：10 克　　　含 糖 量：10 克
热　　量：39.7 千卡　　折合方糖：2 块

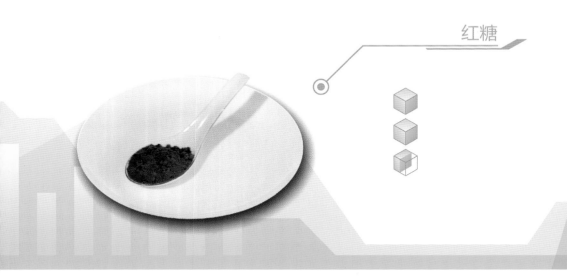

红糖

重　　量：10 克（小袋）　含 糖 量：9.7 克
热　　量：39.8 千卡　　折合方糖：1.94 块

泡泡糖

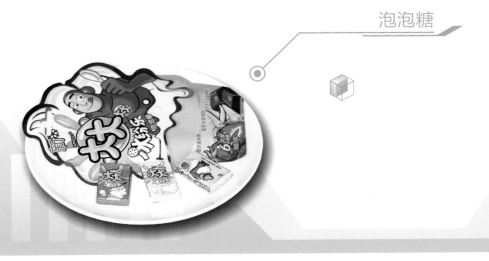

重　　量：5克（小块）　　含 糖 量：3.1克
热　　量：12.2 千卡　　折合方糖：0.6 块

巧克力

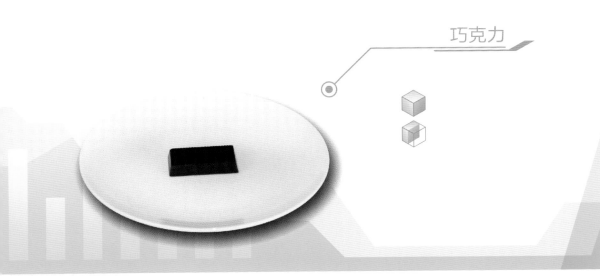

重　　量：12克　　含 糖 量：6.4克
热　　量：70.7 千卡　　折合方糖：1.3 块

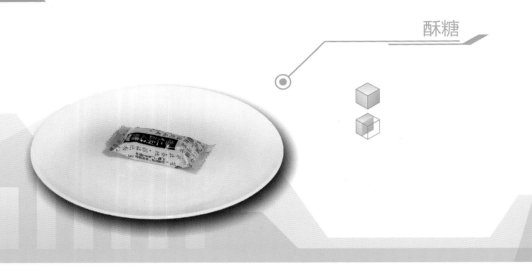

酥糖

重　　量：12.5克　　含 糖 量：9.5克
热　　量：55.5千卡　　折合方糖：1.9 块

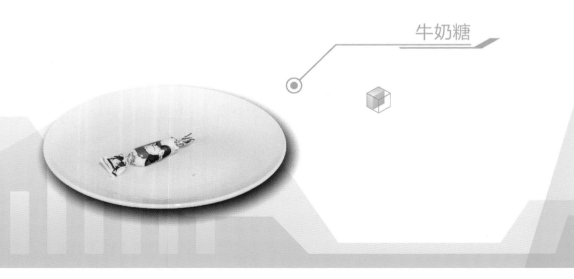

牛奶糖

重　　量：5克　　　　含 糖 量：4.4克
热　　量：21.8千卡　　折合方糖：0.9 块

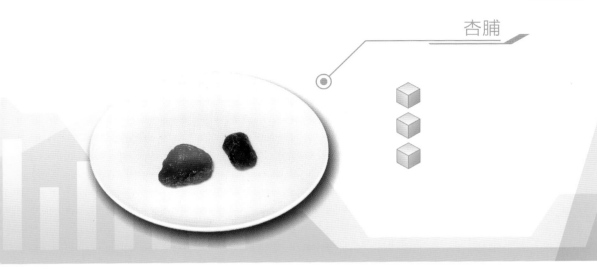

杏脯

重　　量：22 克　　　含 糖 量：15 克
热　　量：73.3 千卡　　折合方糖：3 块

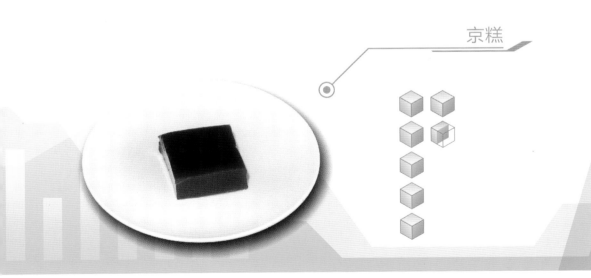

京糕

重　　量：85 克　　　含 糖 量：34.5 克
热　　量：151.3 千卡　　折合方糖：6.9 块

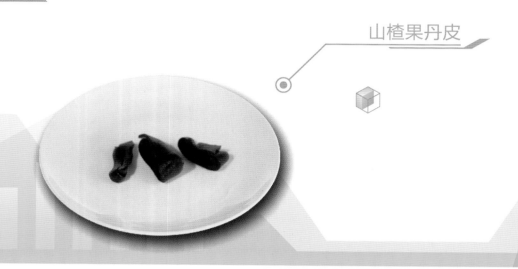

山楂果丹皮

重　　量：20 克　　　含 糖 量：4 克
热　　量：65.2 千卡　　折合方糖：0.8 块

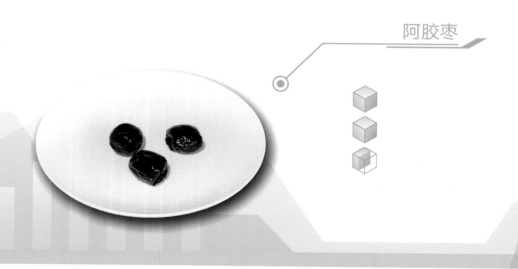

阿胶枣

重　　量：31 克　　　含 糖 量：10.9 克
热　　量：103.5 千卡　折合方糖：2.2 块

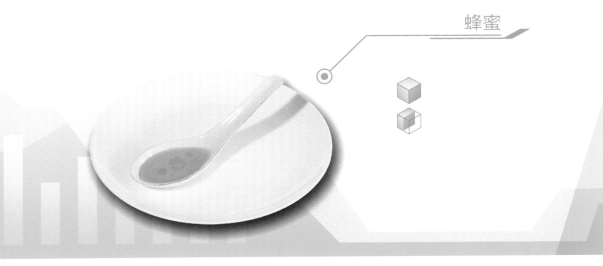

蜂蜜

重　　量：10 克　　　　含 糖 量：7.6 克
热　　量：32.1 千卡　　折合方糖：1.5 块

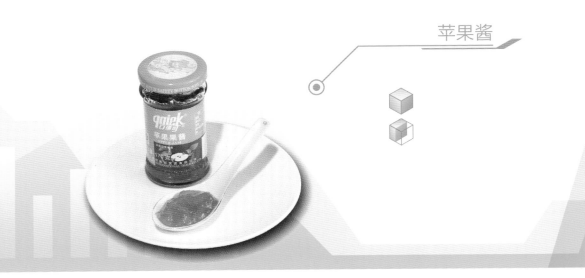

苹果酱

重　　量：10 克（一勺）　含 糖 量：6.9 克
热　　量：27.8 千卡　　折合方糖：1.4 块

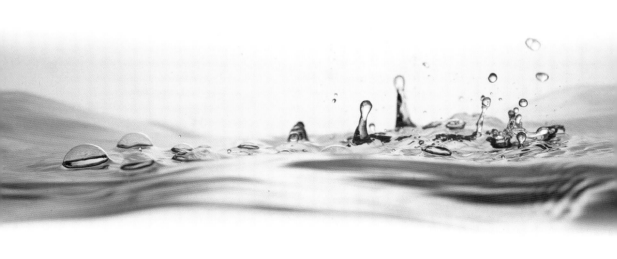

合理饮水

足量饮水!
保证人体的正常生理功能

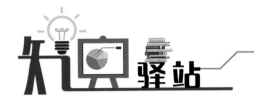

"吃"也是有学问的！
一起来了解下吧！

对照一下，您的饮水足量了吗？
体内失水导致体重下降百分比与相应症状

体重下降百分比(%)	与健康的关系
1	开始感到口渴，影响体温调节功能，并开始对体能发生影响
2	重度口渴，轻度不适，压抑感，食欲减低
3	口干，血浓度增高，排尿量减少
4	体能减少20%~30%
5	难以集中精力，头痛，烦躁，困乏
6	严重的体温控制失调，并发生过度呼吸导致的肢体末端麻木和麻刺感
7	热天锻炼可能发生晕厥

摄入重点提示

水分是构成人体组织和细胞的重要成分，在生命活动中发挥重要功能。水参与人体摄入膳食后的代谢过程，因而是膳食的重要组成成分。饮水不足或失水过多，均可引起体内失水，影响人体的正常生理功能，出现不适症状。

当失水量达到体重的 10% 时，会出现烦躁、全身无力、体温升高、血压下降、皮肤失去弹性等症状；当失水超过体重的 20% 时，会引起死亡。水摄入超过肾脏排出能力时，可引发体内水过多或水中毒现象，一般多见于肾脏病、肝病、充血性心力衰竭病人，正常人群极少出现水中毒现象。因此，《中国居民膳食指南》推荐一般人群足量饮水，成人每天饮用量为 1500~1700 毫升。白开水是最佳的选择！

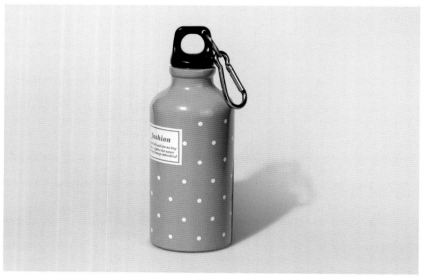

直　径：65　毫米　　　　　　　水　量：390 毫升
高　度：150 毫米

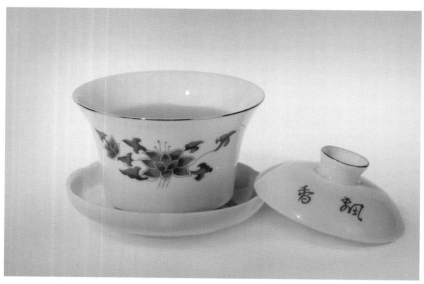

直　径：80　毫米　　　　　　　水　量：80 毫升
高　度：60　毫米

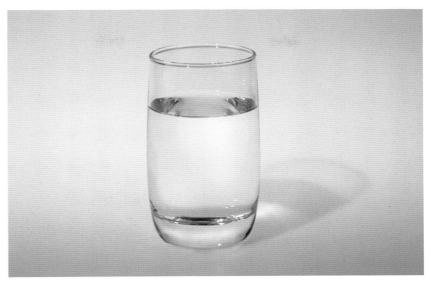

直　径：61（上）/ 69（下）毫米　　水　量：200 毫升
高　度：150　毫米

直　径：73　毫米　　　　　水　量：180 毫升
高　度：80　毫米

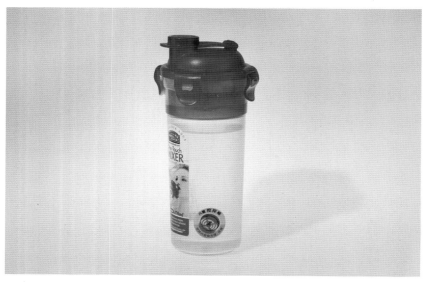

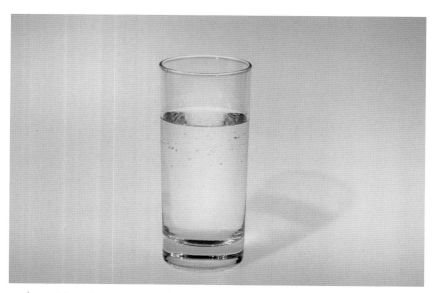

直　径：73（上）/ 60（下）毫米　　水　量：300 毫升
高　度：180 毫米

直　径：60　毫米　　水　量：200 毫升
高　度：140 毫米

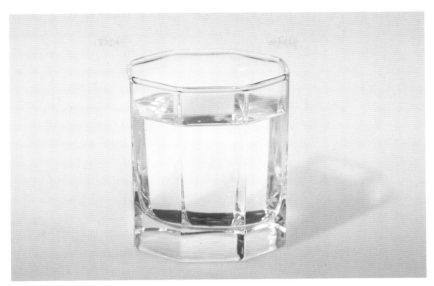

 直　径 : 80　毫米　　　　水　量 : 200 毫升
高　度 : 90　毫米

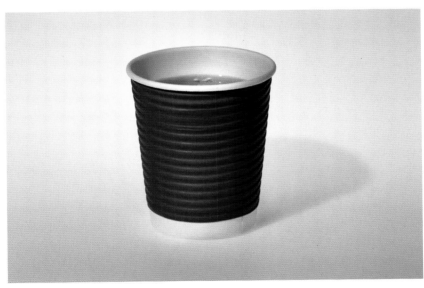

 直　径 : 80 (上) / 55 (下) 毫米　　水　量 : 200 毫升
高　度 : 90　毫米

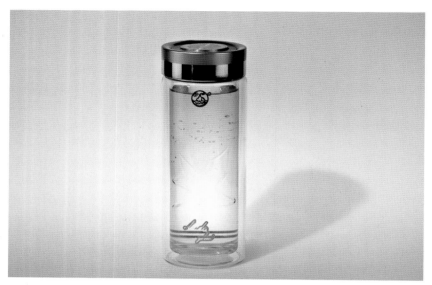

直　径：64　毫米　　　　　　水　量：250 毫升
高　度：173 毫米

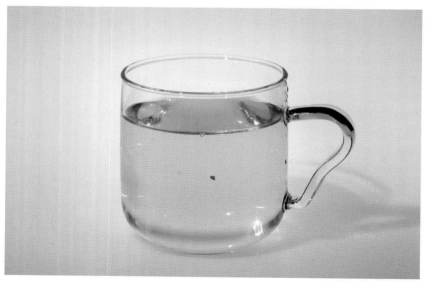

直　径：78　毫米　　　　　　水　量：250 毫升
高　度：80　毫米

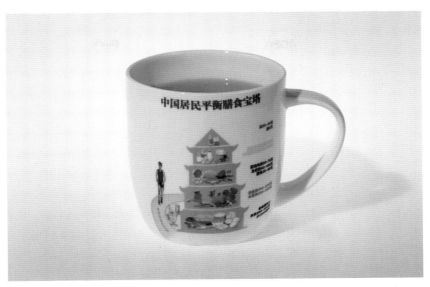

直　径：83（上）/ 63（下）毫米　　水　量：300 毫升
高　度：92　毫米

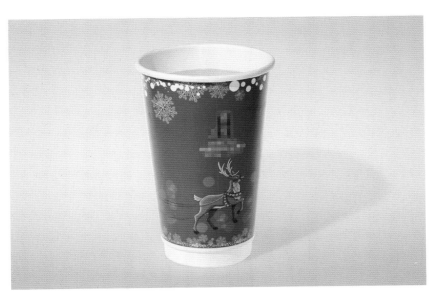

直　径：87（上）/ 56（下）毫米　　水　量：400 毫升
高　度：135 毫米

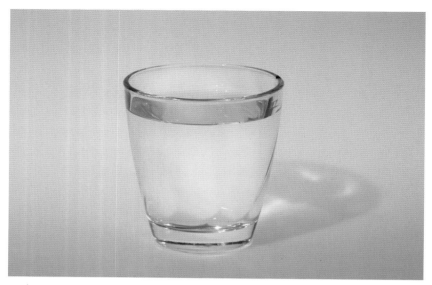

直　径：84（上）/ 52（下）毫米　　水　量：200 毫升
高　度：90 毫米

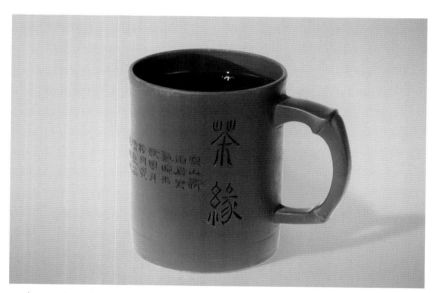

直　径：80　毫米　　　　　　水　量：400 毫升
高　度：104 毫米

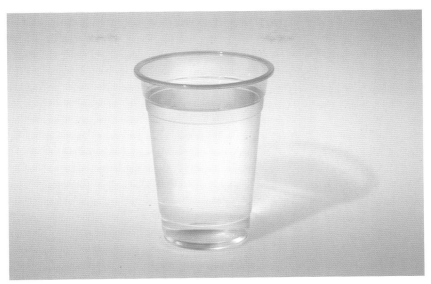

直　径：85（上）/ 57（下）毫米　　水　量：400 毫升
高　度：127 毫米

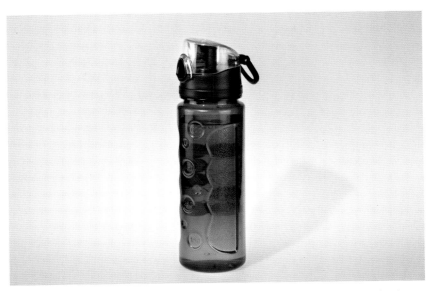

直　径：70　毫米　　　　水　量：600 毫升
高　度：255 毫米

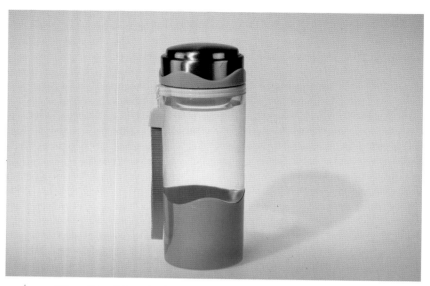

直　径：68 毫米　　　　　　水　量：400 毫升
高　度：190 毫米

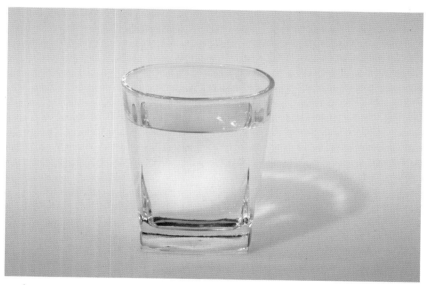

直　径：80（上）/ 60（下）毫米　　水　量：200 毫升
高　度：90 毫米

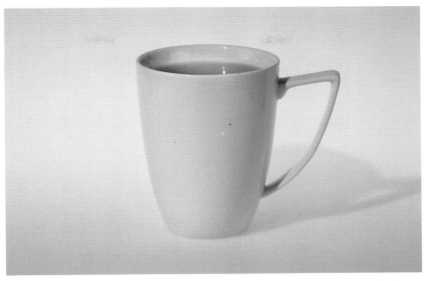

直　径：80（上）/ 45（下）毫米　　水　量：280 毫升
高　度：105 毫米

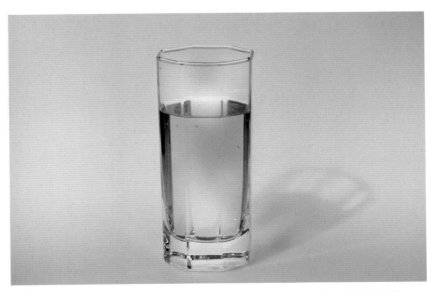

直　径：65　毫米　　　　　　　水　量：200 毫升
高　度：145 毫米

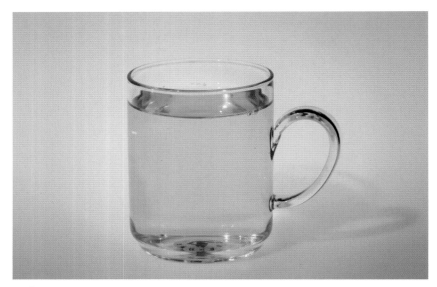

直　径：75　毫米　　　　　　水　量：300 毫升
高　度：94　毫米

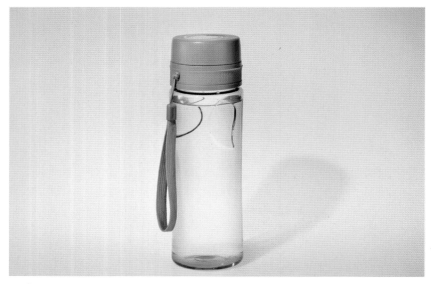

直　径：75　毫米　　　　　　水　量：700 毫升
高　度：245 毫米

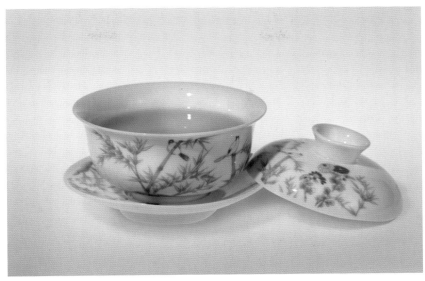

 直　径：95　毫米　　　　　　水　量：100 毫升
高　度：48　毫米

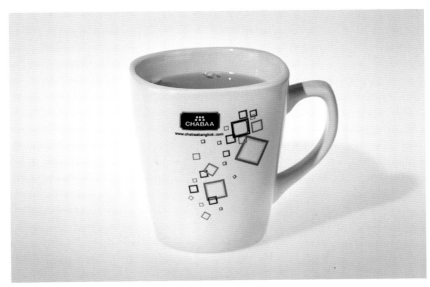

 直　径：90（上）/ 63（下）毫米　　水　量：300 毫升
高　度：105 毫米

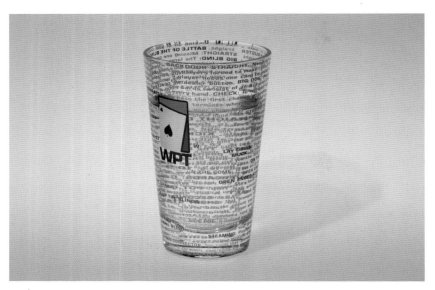

直　径：87（上）/ 60（下）毫米　　水　量：300 毫升
高　度：148 毫米

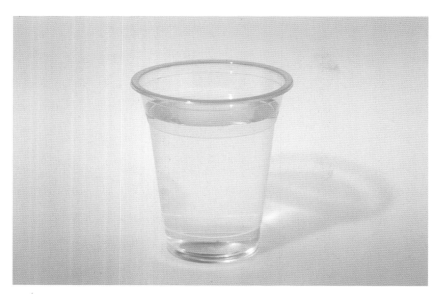

直　径：83（上）/ 54（下）毫米　　水　量：300 毫升
高　度：108 毫米

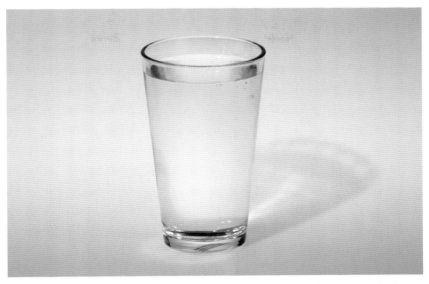

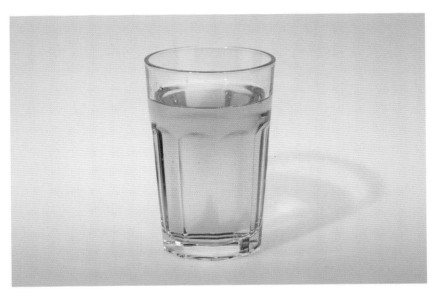

直　径：87（上）/ 60（下）毫米　　水　量：400 毫升
高　度：148 毫米

直　径：87（上）/ 63（下）毫米　　水　量：300 毫升
高　度：132 毫米

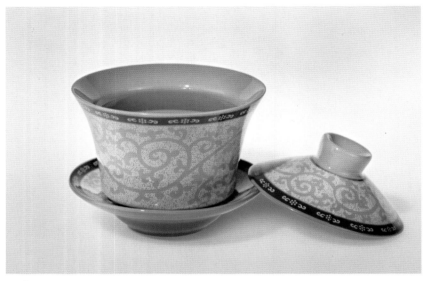

直　径：85　毫米　　　　　　　水　量：100毫升
高　度：60　毫米

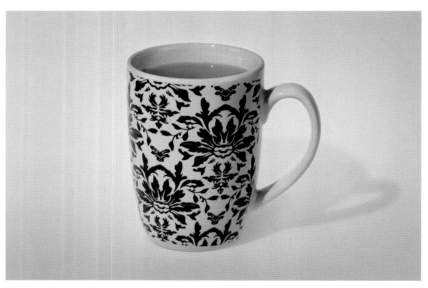

直　径：75　毫米　　　　　　　水　量：400毫升
高　度：115毫米

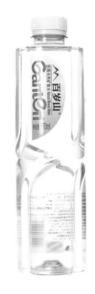

品　　牌：百岁山　　　　　　　　　水　　量：570 毫升
类　　型：矿泉水

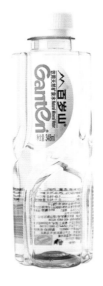

品　　牌：百岁山　　　　　　　　　水　　量：348 毫升
类　　型：矿泉水

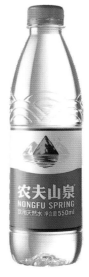

品　　牌：农夫山泉　　　　　水　　量：550 毫升
类　　型：矿泉水

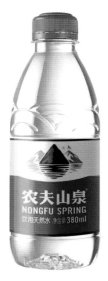

品　　牌：农夫山泉　　　　　水　　量：380 毫升
类　　型：矿泉水

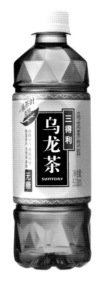

 品　　牌：三得利　　　　　　　水　　量：500 毫升
类　　型：乌龙茶（无糖）

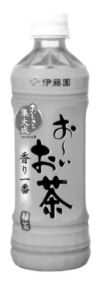

 品　　牌：伊藤园　　　　　　　水　　量：500 毫升
类　　型：绿茶（无糖）

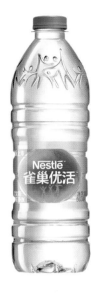

品　牌：雀巢　　　　　　　　　　水　量：550 毫升
类　型：纯净水

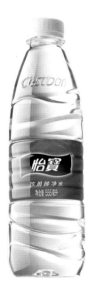

品　牌：怡宝　　　　　　　　　　水　量：555 毫升
类　型：纯净水

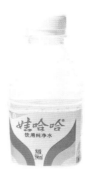

 品　牌：娃哈哈　　　　　　水　量：596 毫升
类　型：纯净水

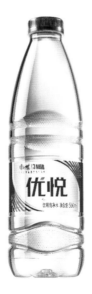

 品　牌：康师傅　　　　　　水　量：560 毫升
类　型：纯净水